权威专家医学科普

强肌健骨

百问百答

霍建忠 主编

山西出版传媒集团
山西科学技术出版社
·太原·

图书在版编目（CIP）数据

强肌健骨百问百答 / 霍建忠主编. -- 太原 : 山西科学技术出版社, 2024. 12. -- ISBN 978-7-5377-6457-5

Ⅰ. R681-44

中国国家版本馆CIP数据核字第2024NY2641号

强肌健骨百问百答

QIANGJIJIANGUBAIWENBAIDA

出 版 人 阎文凯
主　　编 霍建忠
策划编辑 宋　伟
责任编辑 杨兴华
封面设计 杨宇光
融媒编辑 田　思　李婧婕　郑海超
融媒责编 陈　湘　唐小东

出版发行 山西出版传媒集团 · 山西科学技术出版社
地址　太原市建设南路 21 号　邮编　030012
编辑部电话 0351-4922078
发行部电话 0351-4922121
经　　销 各地新华书店
印　　刷 山西东智印刷有限公司

开　　本 720mm × 1020mm　1/16
印　　张 7.25
字　　数 91 千字
版　　次 2024 年 12 月第 1 版
印　　次 2024 年 12 月山西第 1 次印刷
书　　号 ISBN 978-7-5377-6457-5
定　　价 56.00 元

前言

我是一名骨科医生，经常有人向我咨询颈椎、肩膀、关节、腰椎间盘突出的问题，也有人问骨科手术后应该如何康复与护理，孩子骨骼的生长发育需要注意什么，以及中老年人如何预防骨质疏松等常见的骨科疾病问题。这些问题是我专业领域里的一部分，但对于患者来说，遇到这其中任何一个问题，对其来说就是百分之百的困扰。在临床工作中，我也见过面对疾病时过于恐惧、无比恐慌的患者；见过身患疾病但缺乏常识，不以为然、我行我素的患者。我耐心解答着每一位患者的问题，用心提醒每一位病患，还会经常把科普内容发到微信群，一些朋友或患者看到后告诉我，他们很受益。但我个人的科普力量还是太小了，一个人能碾几根钉啊！

作为一名骨科医生，我深知身体的骨骼系统不仅是人体的支撑架构，还承担着保护内部器官、参与运动和造血的功能。骨骼系统也与体内钙、磷等矿物质的代谢紧密相关，对肌肉的正常收缩、神经的准确传导都有深远影响，对维持人体健康至关重要。反过来，运动、生活方式的改变等对于维持和促进骨骼健康有着不可忽视的作用，如运动不仅有助于提高骨密度（跑步、跳跃、举重等促使骨骼变得更加坚固），还能改善骨骼的血液循环，为骨骼提供充足的营养，使骨骼更加强壮和健康，从而预防骨折。这是一个系统，涉及太多的知识！面对面回答患者的提问，一次只可以解决一个人的部分问题，通过朋友圈发送的骨科知识零散、缺乏体系，而且传播范围也十分有限。人民群众需要了解骨骼，需要了解日常生活方式对骨骼健康的影响，需要把骨骼健康视为维护身体健康的重要一环，给予充分的关注与呵护，这不仅关系到个人的生活质量，也将对预防骨病、促进全民健康产生深远影响。通过健康科普传播相关知识，防患于未然，这何尝不是治病救人啊！提高全民健康素养水平，普及健康知识应该是最基本、最经济、最有效的办法。一个想法在我的脑海中产生了——放大声量，加强骨骼健康知识的普及，倡导科学的生活方式，这是我们医生的使命，这项工作何其有意义！

我们提出了明确的思路：

1. 关注不同群体的健康需求，提供个性化的科普服务，力争让更多人享受到健康科普的福祉。

2. 充分发挥专业优势，发出权威声音。将扎实的专业知识巧妙地转化成老百姓的生活常识，将专业的医学知识用公众听得懂、学得会的方式去传播。

3. 与媒体联手，通过广播、电视、新媒体等多种平台，运用音频、视频、专题节目、地面宣传等多种方式进行知识传播，提升健康科普的可及性和影响力。

4. 将科普宣传与临床工作良好结合，在健康科普中找寻科研灵感，创新融合，促进科普事业发展。

我们团队组织了一系列骨骼健康的科普讲座和互动体验活动，邀请专业医生深入浅出地向公众讲解骨骼生长、保健及骨科常见疾病的预防知识。通过这些活动，我们明显感受到了群众对健康知识的渴求，特别是中老年人群，他们对如何正确补钙、运动强骨等方面的内容展现出了极高的兴趣。为进一步深化科普内容、扩大宣传范围，以使骨骼健康知识普及千家万户，我们着手对大家问得多、关注度高的问题进行梳理，我们年轻的医师（包括骨科、内分泌科）将专业知识结合日常临床宣教经验编写成本书。

这本《强肌健骨百问百答》涉及骨骼系统关节、脊柱、护理、骨质疏松四大类常见问题，包括基础知识、日常生活、骨科术后护理等内容。在编写本书的过程中，我们的年轻医师秉持科学精神，确保信息的传达准确无误，将民众常见疑问采用问答的形式，以通俗、生动的语言深入浅出地给予介绍。同时，也努力创新科普方式。书内，充分融合新媒体传播特点，每个问题的解答不仅有文字表述，还可以扫描二维码听音频、看视频，让知识传播方式更丰富立体，方便不同的人群学习，从而达到更好的效果。这也是本书的特色之一。书外，通过短视频在多个平台传播，让科普更加生动有趣、便捷高效。

弘扬卫生健康科学精神，普及健康医疗科学知识，提高人民群众健康素养，为人民健康贡献一份力量，为健康中国建设贡献绵薄之力是我们的初心。做科普不容易，既要科学严谨，又要通俗易懂，需要花一番心思，需要投入大量的时间和精力，但越做健康科普越觉得有使命感，意义深远。推动医学健康科学普及工作，传播健康知识，引导大众树立健康理念，提高科学防病意识和能力，需要我们医疗工作者的热情投入和积极行动。

尽管我们尽最大努力避免不足，但错误仍在所难免，期望广大读者、同行不吝赐教，以便我们更好地开展科普工作！

路虽远，行则将至；事虽难，做则必成。希望本书的如期出版可以守护人民群众的骨骼健康，为健康中国的建设贡献一份智慧和力量！

骨科医生　霍建忠

2024 年 5 月于并

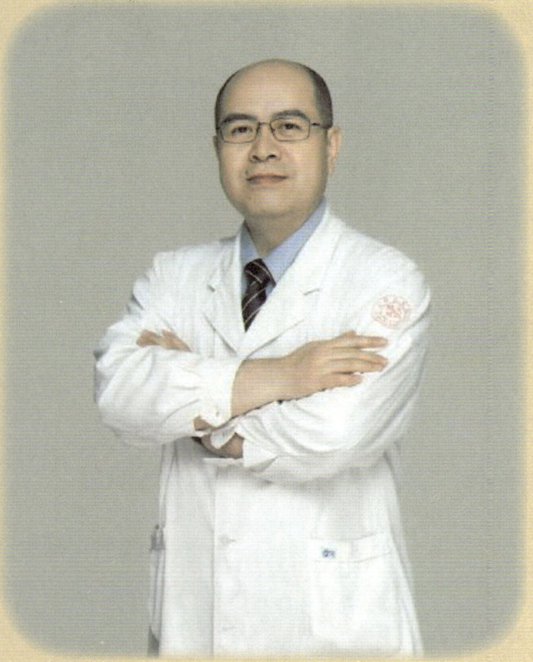

霍建忠

主任医师、教授、博士生导师。山西省学术技术带头人（骨科），山西省卫健委百千万卫生人才培养工程临床高端领军人才。

擅长颈椎病，颈、胸、腰椎管狭窄症，腰椎滑脱症，骨质疏松症及脊柱畸形（先天性、特发性）矫形；重视微创治疗手段的应用，利用微创椎间孔镜技术、微创通道减压融合术治疗椎间盘突出及部分类型腰椎滑脱、腰椎管狭窄症，微创 PKP 或 PVP 技术治疗骨质疏松性椎体压缩骨折，以及微创通道减压、置钉撑开复位治疗椎体压缩性骨折。

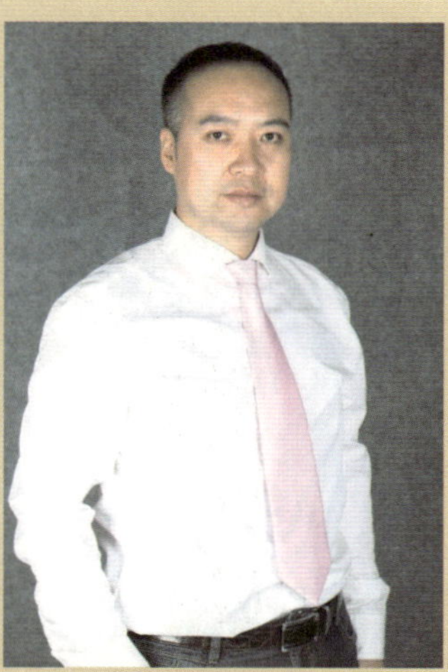

曹震罡

主任医师。目前开展常见、疑难骨创手术治疗，髋、膝关节置换，肩、肘、膝、踝运动损伤的微创关节镜治疗。

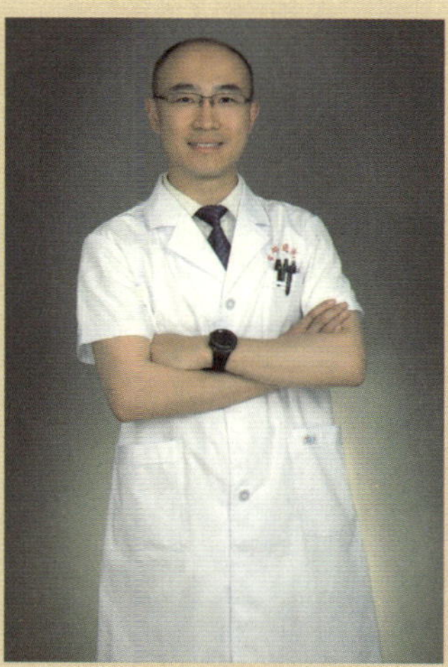

何君仁

主治医师。擅长关节疾病与运动损伤疾病的诊断与治疗。

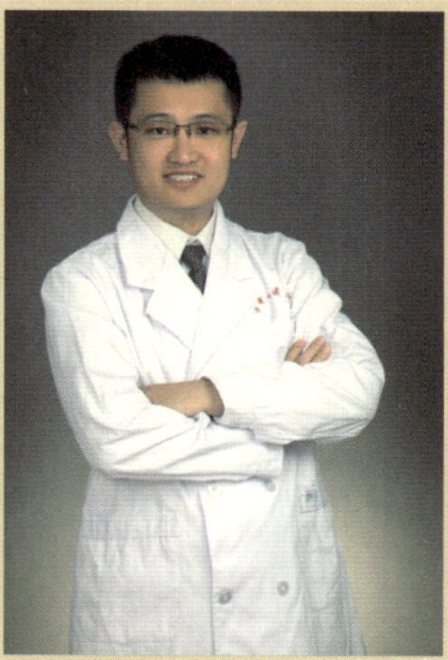

刘文琦

主治医师。擅长骨科各种骨关节疾病、运动损伤的诊治，以及关节镜、关节置换等手术。

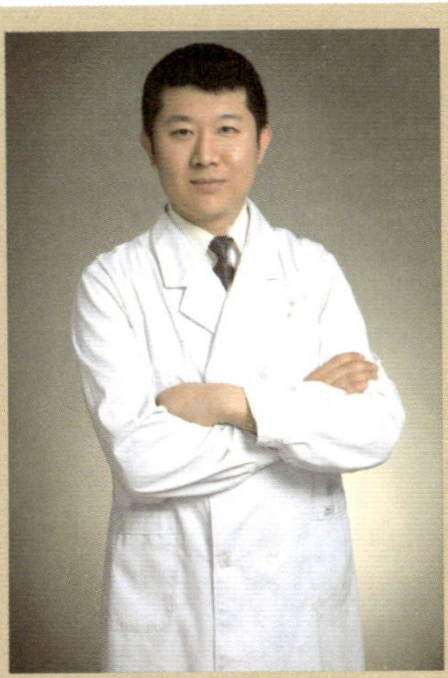

杜晋强

主治医师。擅长骨关节疾病及骨科急诊创伤疾病的诊治、关节置换手术、关节镜微创手术、骨关节炎的阶梯治疗，以及关节部位骨折的手术治疗。

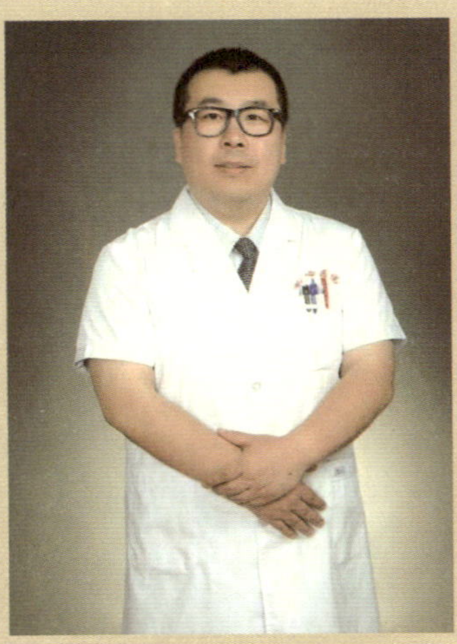

范建伟

主治医师。目前开展常见、疑难骨折及骨创手术。擅长四肢和关节骨折，其他各类骨折及运动创伤的微创治疗。

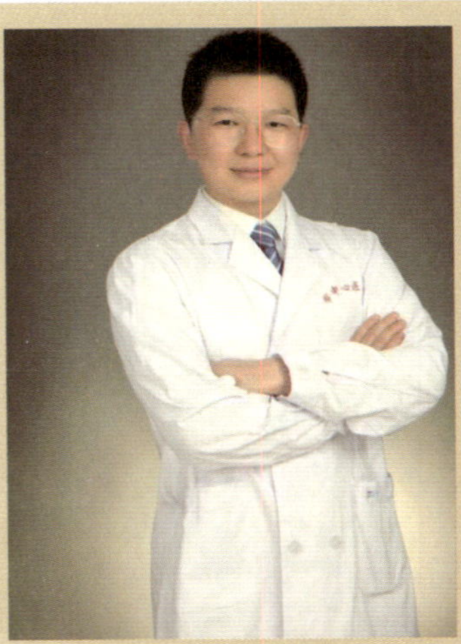

刘明玺

主治医师。致力于关节及运动损伤的研究与诊疗。

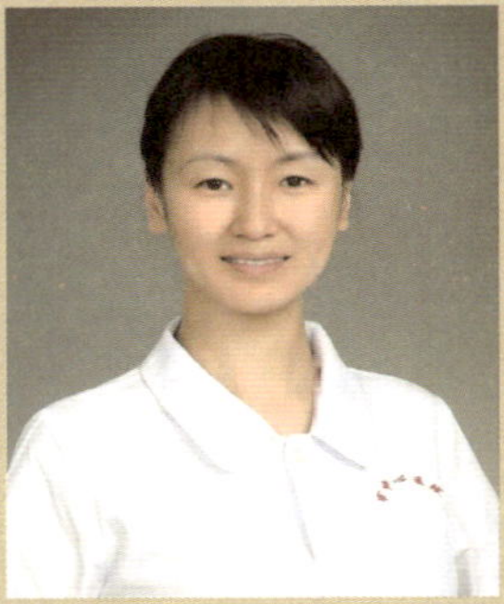

程超

副主任护师。擅长骨科关节、运动医学、创伤、脊柱等方面的护理，具备较强的专业知识和技能

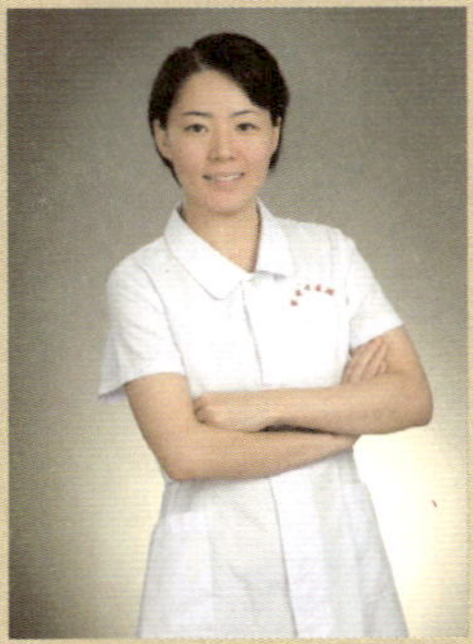

郭凤艳

副主任护师。擅长骨科关节、运动医学、创伤、脊柱等方面的护理，具备较强的专业知识和技能。

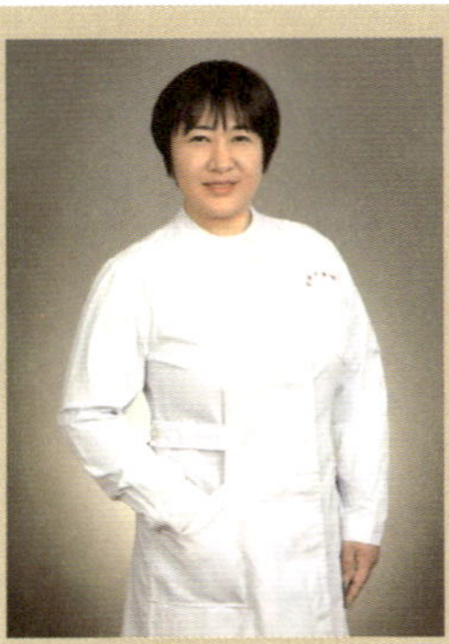

康莉媛

副主任护师。擅长骨科关节、运动医学、创伤、脊柱等方面的护理。

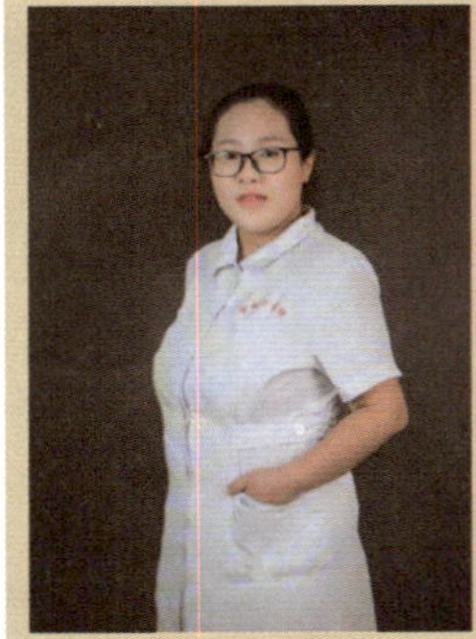

张琳

护师。擅长骨科关节、运动医学、创伤、脊柱等方面的护理。

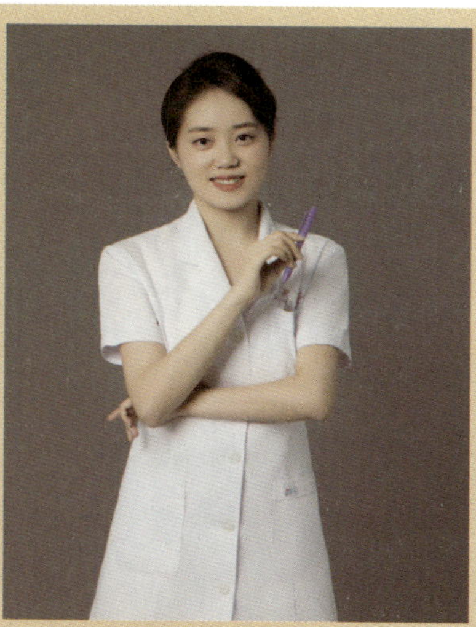

冯红红

住院医师。擅长糖尿病及其并发症、骨质疏松症、甲状腺疾病等内分泌常见疾病的诊治。

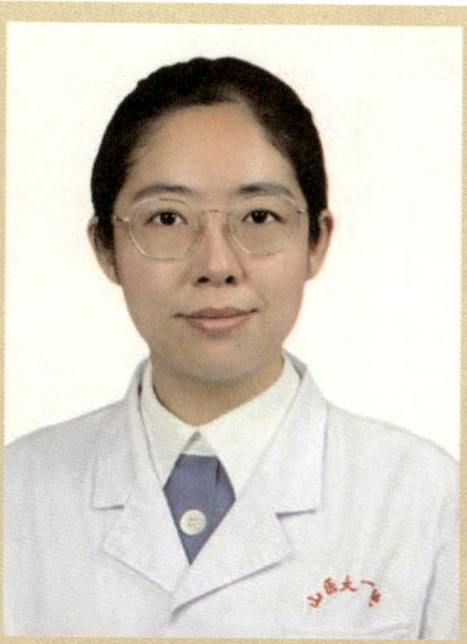

魏彦红

主治医师。擅长糖尿病及其并发症、骨质疏松症、甲状腺疾病等内分泌常见疾病的诊治。

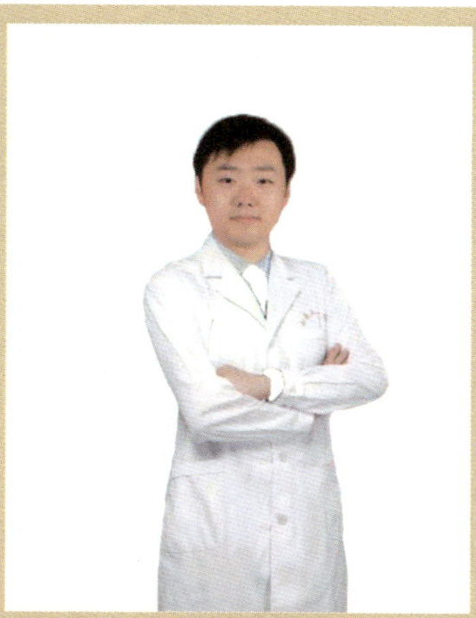

向晨昱

副主任医师。擅长糖尿病及其并发症、骨质疏松症、甲状腺疾病等内分泌常见疾病的诊治。

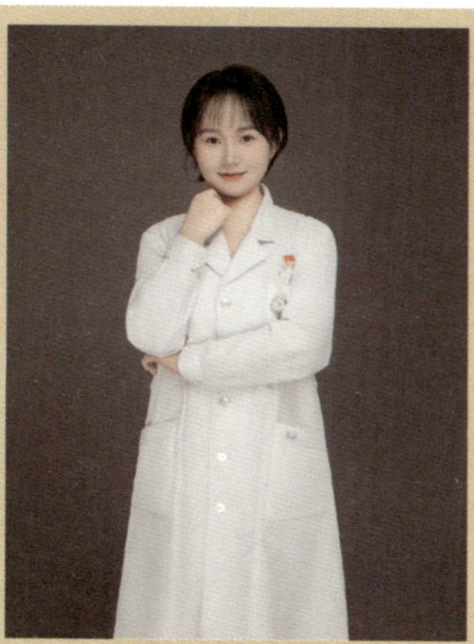

吕冬青

主治医师。擅长糖尿病及其并发症、骨质疏松症、甲状腺疾病等内分泌常见疾病的诊治。

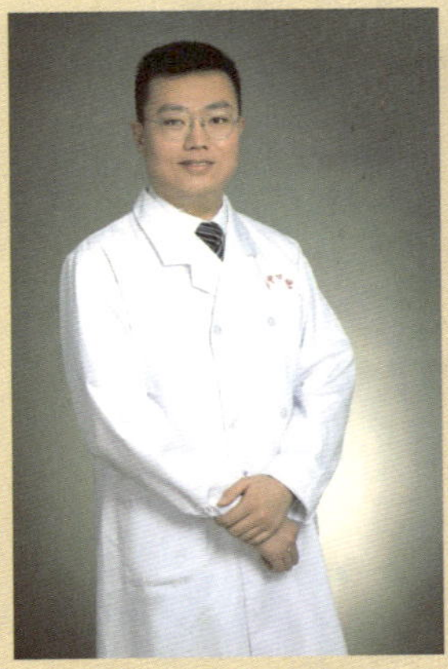

王仲楠

医师。擅长颈、胸、腰椎管狭窄症及腰椎滑脱症、骨质疏松症的诊治，以及微创PKP或PVP技术治疗骨质疏松性椎体压缩性骨折。主要研究方向为脊髓损伤的组织工程化治疗，骨外科领域的科普宣传工作。

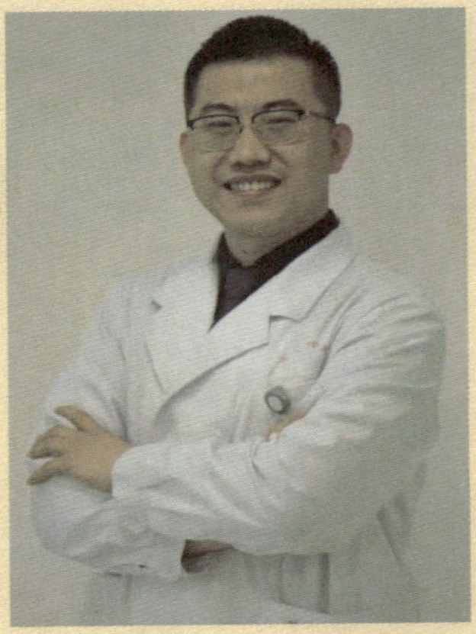

赵伟

主治医师。擅长颈椎病、胸椎管狭窄、腰椎间盘突出、腰椎管狭窄、腰椎滑脱、胸腰椎骨折的诊治，尤其擅长脊柱微创治疗。

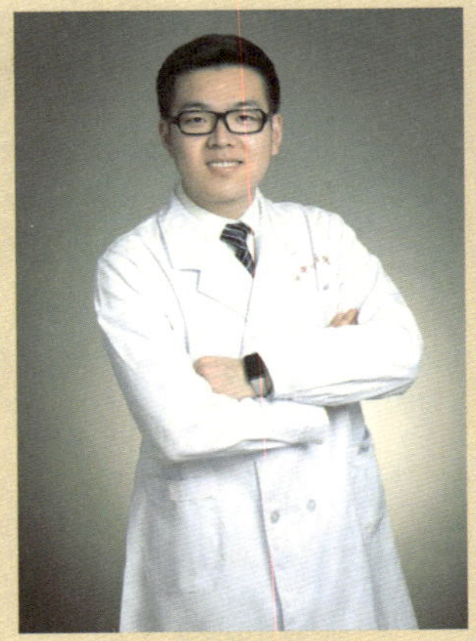

高振中

医师。从事骨科临床工作，对骨科常见病的诊疗有丰富的经验。

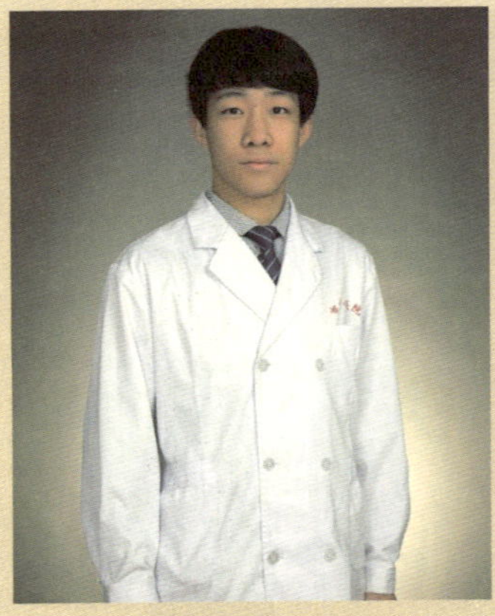

张铠熙

医师。对骨科常见病的诊疗有丰富的经验，尤其擅长颈椎病、腰椎间盘突出等脊柱疾病及四肢创伤的诊治。

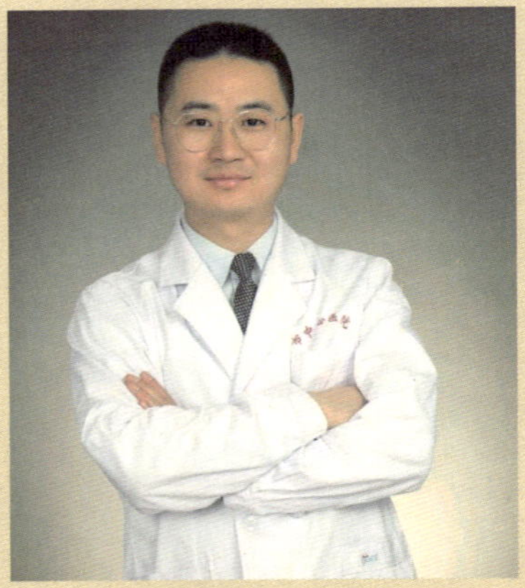

李江波

主治医师。从事骨关节外科、运动医学、骨科常见创伤疾病的诊疗工作，尤其擅长运用关节置换技术及关节镜技术治疗骨关节疾病及运动损伤，指导患者术前准备及术后康复。

目录

第一编　关节

第二编　护理

第四编　脊柱

第一编

关节

什么是“五十肩”

“五十肩”是指肩关节疼痛、活动受限且年龄在50岁左右的人所患的一种疾病，其本质是肩周炎，全称为“肩关节周围炎”，因好发于50岁左右的人，故称为“五十肩”。（如图1-1）由于本病发病时肩关节疼痛、活动受限，仿佛被冻结，故又称“冻结肩”。本病主要表现为肩部逐渐产生疼痛，夜间为甚，并且活动功能受限，日益加重，达到某种程度后可逐渐缓解，直至最后完全复原。如得不到有效的治疗，有可能严重影响肩关节的功能，肩关节可有广泛压痛，并向颈部及肘部放射，还可出现不同程度的肌肉萎缩。

这种疾病在医学上属于能够自我恢复的疾病，病程周期大概在半年到五年，如果自己的肩关节疼痛长时间不能好转，就需要及时去正规医院关节运动医学科就诊。

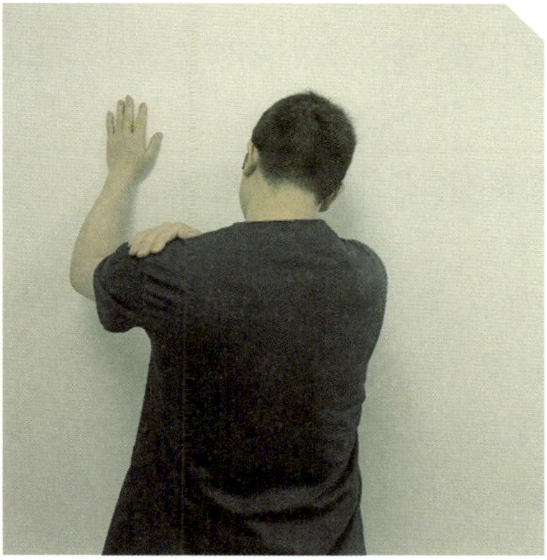

图1-1　患者男，46岁，左侧肩关节疼痛伴活动受限半年，无外伤史

为什么会得肩周炎

肩周炎是肩关节周围炎症的简称，主要表现为肩关节疼痛和活动不便。其病因分为两种：

1. 肩部原因

（1）软组织退变：随着年龄增长，肩周软组织发生退行性病变，对各种外力的承受能力下降。

（2）慢性劳损：长期过度使用肩关节或姿势不良等，导致肩周软组织产生慢性损伤。

（3）外伤：肩部外伤后，如果肩部固定过久，肩周围组织继发萎缩、粘连，也会引起肩周炎。

2. 肩外因素

其他疾病，如颈椎病、心肺及胆道疾病等，会引起肩部牵涉痛。如果这些原发疾病长期不愈，造成肩部肌肉持续性痉挛、缺血形成炎性病灶，可转变为肩周炎。

如发现肩部不适，建议及时到医院就诊，以免贻误病情。

得了肩周炎能不能运动呢

答案是可以的。肩周炎患者的运动要以不加重疼痛为前提，并以轻柔、舒适为主，通过锻炼增加肩关节活动度，逐渐提高生活质量。常用的锻炼方式有手指爬墙法、身后拉手法、耸肩法、画圈运动、交叉前推等。当然，如果感到不适，应及时前往医院寻求专业医生的帮助。

肩胛骨内侧疼痛是咋回事

1. 受凉。肩部受凉或长期处于潮湿、寒冷的环境引起。

2. 软组织损伤。过度劳累及长期姿势不良导致肌肉劳损。（图 1–2）

3. 颈椎或胸椎疾病。

4. 遭受外伤。

5. 其他疾病在肩部的反射，如心肺疾病、胸膜炎、胆道疾病等。如果您感到不适，可及时前往医院寻求专业医生的帮助。

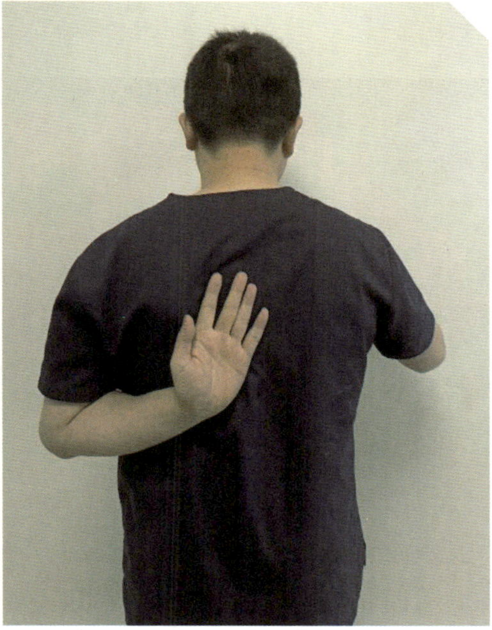

图 1–2 患者男，46 岁，办公室工作，肩胛骨内侧疼痛、不适 5 年

什么是“网球肘”

网球肘，不只好发于网球运动员。生活中胳膊经常使劲活动可以诱发这种病。比如，家庭主妇做家务活（拧毛巾）、厨师做饭（颠勺）、工人抡大锤、打球（乒乓球、羽毛球）、弹奏钢琴、受外伤、肘部着凉等都可以诱发。

保守治疗对绝大多数患者是有效的。包括避免伸腕及用力握拳；急性期可以冰敷和休息，冰敷 4 次 / 天，15 ~ 20 分钟 / 次；慢性期可以热敷和按摩，促进血液循环；口服消炎镇痛药；使用护具；局部封闭治疗（图 1-3）。如经过半年到 1 年的保守治疗后效果较差，可以通过手术治疗。

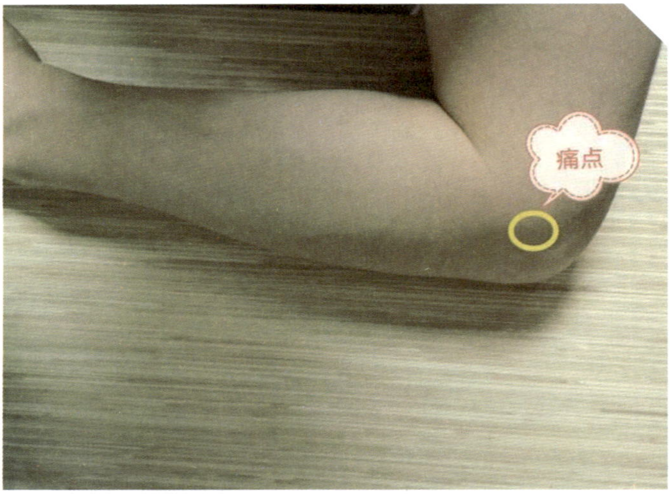

图 1-3　肘关节侧位（桡侧）

手上长硬包，其实是腱鞘囊肿吗

腱鞘囊肿是由于腱鞘的无菌性炎症，分泌液体增多所形成的囊肿，很多人对此并不陌生，发病率很高，以女性和青少年多见，多发生于手和腕部。

有的人觉得不美观，有的人害怕癌变，有的人担心好了以后还会复发。大多数人可能会让医生给他摁破，还可以用针刺法将囊液放出，另外还有穿刺抽吸法、手术切除法。其中，手术切除法复发率较低。

关节里面怎么会有“老鼠”

其实所谓的关节鼠就是关节游离体，是指在膝关节内出现脱离正常位置的骨、软骨或其他组织的小碎片，这些游离体可以由创伤、损伤或关节疾病等引起。由于它在关节内游离，可以到处乱窜，就像老鼠一样，因此也被称为“关节鼠”。这个“老鼠”在关节里会不停地搞破坏，加速关节磨损，甚至有些患者还会因为关节突然被卡住而导致摔跤骨折。因此如果发现了关节内的游离体，在条件允许的情况下，建议尽早手术取出。

老人摔倒后不能走路了，医生说需要换髋关节，这事靠谱吗

髋关节置换手术，也称为全髋关节置换术，是一种常见的外科手术，用于治疗髋关节严重疾病或损伤，如严重的髋关节炎或骨折等。在髋关节置换手术中，患者受损的髋关节部位会被完全或部分移除，并被人工髋关节组件取代。这些人工组件通常由金属、塑料或陶瓷材料制成，可以恢复髋关节的正常功能和减轻关节疼痛。置换手术可以分为全髋关节置换和半髋关节置换两种。全髋关节置换是指将股骨头和髋臼骨都进行置换，而半髋关节置换是指只置换股骨头部分。髋关节置换手术常见的适应证包括髋关节炎、骨折、股骨头坏死等。手术后一般需要进行康复和物理治疗，以帮助患者恢复正常行走和关节功能。需要注意的是，髋关节置换手术是一种重大手术，并有一定的复杂性和风险。手术前应由专业医生根据患者的具体情况进行评估，并权衡手术的利弊。

“酒仙”不是神仙，当心股骨头坏死

股骨头坏死是一种血液供应不足导致的股骨头组织损伤类疾病。常见原因包括长期或高剂量使用类固醇、骨折或创伤、酗酒和吸烟、骨关节疾病等。主要症状有髋关节疼痛、髋关节僵硬、步态异常、局部触痛、活动障碍等。治疗股骨头坏死的最佳方法应根据患者的具体情况和医生的建议决定。及早诊断和治疗股骨头坏死，可以提供更好的治疗效果和生活质量。

股骨头坏死患者如何锻炼才正确

股骨头坏死患者在锻炼时需要注意以下几点。

1. 医生指导：在开始任何锻炼计划之前，最好咨询医生或专业的理疗师。他们可以评估您的病情和身体状况，为您提供具有针对性的锻炼建议。

2. 低冲击运动：选择适合的低冲击运动，如游泳、水中的有氧运动、骑自行车或使用椭圆机等。这些运动可以减少对股骨头的压力，同时具有有氧锻炼和肌肉强化的好处。

3. 强化肌肉：通过锻炼身体周围的肌肉来支持和稳定受影响的关节。重点放在大腿肌肉（如股四头肌和臀肌）及腹肌、背肌上。可以进行一些简单的力量训练，如踢腿、桥式运动、臀部提升等。

4. 逐渐增加强度：不要急于进行高强度的运动，应逐渐增加运动的强度和持续时间。切勿过分用力或过度疲劳，以避免加重病情。

5. 休息和恢复：给身体充足的休息时间来适应和恢复。如果出现剧烈疼痛或不适，应停止锻炼并咨询医生。

走路能自带音效，快去看看髋关节出什么问题了

这样的情况以医用术语来说叫“弹响髋”，是指在活动或运动中，髋关节发出的一种特殊声音或感觉。它通常是由于髋关节部分结构的摩擦、脱位或不正常运动引起的。弹响髋可以分为以下几种类型：单纯弹响髋、假性弹响髋、真性弹响髋、髋关节退行性变。在出现弹响髋时，建议就医进行进

一步的评估和诊断。只有通过专业医生的检查和诊断，才能确定弹响髋的具体类型和原因，并制订相应的治疗方案。

得了膝关节炎必须得换关节吗

有许多膝关节炎的患者不敢去医院就诊，因为怕一到医院医生就要给他换关节。其实这种观点是不对的。关节炎的治疗原则是阶梯治疗，即根据病情严重程度选择不同的治疗方式，有运动疗法、物理治疗、口服药物、关节腔注射药物等方法。关节置换是针对重度的关节炎且保守治疗不能缓解病情的情况下的最终选择。门诊经常见到这种情况：患者因为不敢去医院，延误了最佳的保守治疗时机，导致病情加重，最后不得不进行关节置换手术。所以，如果怀疑自己有膝关节炎，请及时到医院就诊，以避免病情加重。

什么人该换膝盖

膝关节置换手术适用于患有严重骨性关节炎、类风湿性关节炎、创伤性关节炎等病症，导致膝关节疼痛、僵硬、畸形等症状的患者。此外，一些年龄较大、活动较少的膝关节损伤患者，以及因全身关节炎多关节受累导致功能障碍的患者也适合进行膝关节置换手术。

在手术前，医生会对患者进行全面的检查和评估，以确定手术的适应证和风险。手术的主要风险包括麻醉意外、术中出血、术后感染、下肢深静脉血栓形成等。然而，这些风险发生的概率较低，且手术技术已经非常成熟，因此大部分患者能够安全地度过手术期。

在手术后，患者需要卧床一段时间，并进行一系列的康复训练，以恢复关节的活动度和肌肉力量。在这个过程中，患者需要遵守医生的建议，按时服药、进行物理治疗等。如果术后出现任何不适，应及时向医生寻求帮助。

总的来说，膝关节置换手术是一种有效的治疗手段，能够显著改善患者的生活质量。虽然手术存在一定风险，但在经验丰富的医生的治疗下，大部分患者都能够安全度过手术期，并在术后获得满意的疗效。

孩子一跑步就说膝盖痛，是怎么回事

这其实和青少年的骨骼发育有关系。在膝关节下方有一个突起的位置，叫作“胫骨结节”，这个地方是髌韧带的附着点，这个地方同时还是骨骺的生长点。由于青少年还在生长期，骨骺还没有完全闭合，过度的活动会导致髌韧带牵拉而造成骨骺损伤，引起疼痛，严重的还会导致撕脱、骨折。

那应该怎么预防呢？家长要重视孩子平时的体育锻炼，要循序渐进，避免临近考试时突然增加过多的运动量或过高的运动强度，运动后可予关节周围冷敷以缓解疼痛。如果经过休息疼痛可缓解，那就可以继续运动，但要减少运动量。如果经过休息仍不能缓解，就要尽快到医院检查，明确损伤情况，结合病情制订治疗方案。

有的人经常走不了多久就喊累，还说脚痛、腿痛，这是为啥

这样的人很有可能是平足。平足，顾名思义，就是足弓变平了。我们脚的足弓像拱门一样，这个门变低了，甚至坍塌没有了，就形成了平足（图 1–4、图 1–5、图 1–6）。平足大致分为柔韧性平足和僵硬性平足。一部分柔韧性平足会发展为僵硬性平足。很多小孩子是平足，但随着年龄的增长，足弓形成，平足消失。但还有一部分孩子没有正常发育，平足持续存在，就会出现临床症状，比如不能长距离行走，甚至一走就疼，随着年龄的增长，慢慢就变为僵硬性平足。还有部分患者是在足踝部韧带损伤或者骨折后继发平足。早期的平足患者，一旦出现症状，建议尽早使用足弓垫进行治疗。如保守治疗效果差，还需进行足部矫形手术治疗。

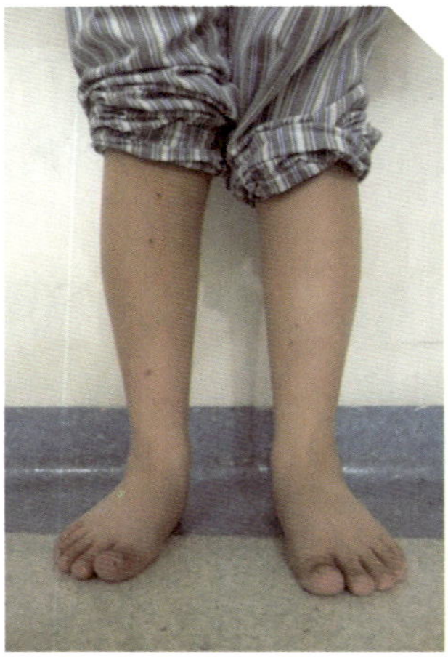

图 1–4　平足（正位）

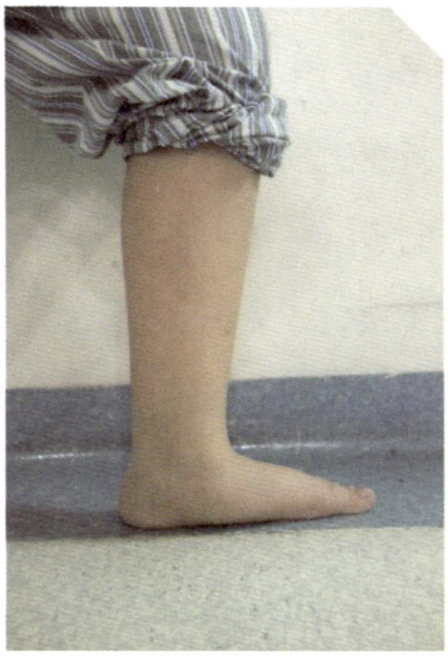

图 1–5　平足（内侧位）

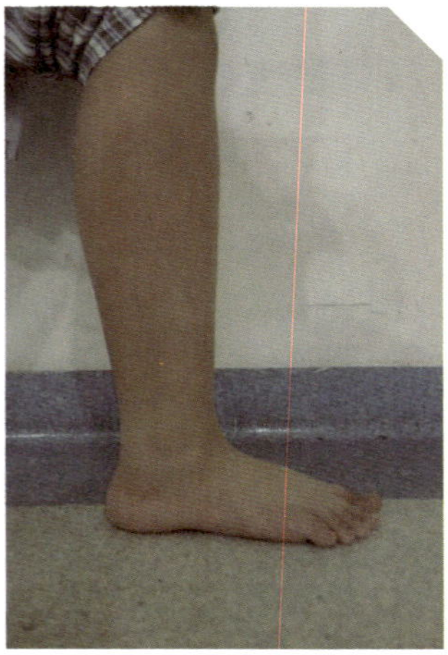

图 1–6　平足（外侧位）

钙片不是抗骨质疏松药，原来很多人都吃错了

钙片并不是抗骨质疏松药，很多人都吃错了。严格来讲，钙片只是钙补充剂，是针对日常钙摄入量不足的，如不喝牛奶或很少吃肉的人。如果你的日常钙摄入量是足够的，就不需要额外吃钙片。真正的抗骨质疏松药物有双膦酸盐类、降钙素类，以及单抗类等等。如果患了骨质疏松，最好还是咨询医生，以便结合个人的具体情况，获取最合适的用药方案。

转腿肚子，就是腰椎间盘突出吗

这可不一定，也可能是梨状肌综合征。梨状肌综合征是一种以下肢疼痛症状为主的疾病，其主要是由梨状肌的炎症、损伤或紧张引起的。梨状肌是位于髂腰肌群中的一块肌肉，起源于骨盆内侧，通过髋关节后部经过大腿骨上半部的梨状窝，最终与其他肌肉结合在一起。当梨状肌发生问题时，可能会出现以下症状：臀部或髋关节疼痛、下肢放射痛、坐骨神经痛、臀部或髋关节的刺痛或麻木感、运动障碍。由于症状的相似性，容易被误诊为腰椎间盘突出症。如果出现上述症状，建议咨询医生进行评估和诊断。

骨折后，吃什么长得快？真的是吃啥补啥吗

1. 骨折后的饮食原则。在骨折后的前几天，应遵循清淡、易消化的饮食。避免食用油腻、辛辣、刺激性的食物，因为这些食物可能会影响骨折部位的愈合。同时，要确保充分的水分摄入，以帮助减轻疼痛和防止便秘。这里要纠正一个大家的误区，那就是“吃啥补啥”。实际上，骨头汤脂肪含量较高，大量摄入会导致胃肠功能负担重，消化不良，同时摄入过多磷和钙可能导致骨质内有机质与无机质比例失调，反而不利于骨折部位的愈合。

2. 疼痛管理。饮食中可选择一些具有镇痛效果的食物，如香蕉、燕麦片和深色蔬菜等。这些食物有助于缓解疼痛和促进睡眠。同时，避免食用会产生胃酸的食物，如咖啡、巧克力和酒精等，以减少疼痛引起的恶心感。

3. 恢复体力。骨折后，身体需要足够的能量来应对愈合过程。饮食中应包含足够的蛋白质、碳水化合物和脂肪，以满足身体的需求。此外，适当补充矿物质和维生素，如锌、钙、维生素 D 等，有助于促进骨骼愈合。

4. 帮助骨骼愈合。饮食中可加入一些有助于骨骼愈合的食物，如鱼、蛋黄、奶制品、深色蔬菜等。这些食物富含钙、磷等矿物质，有助于加速骨折部位的愈合。

5. 预防感染。保持伤口清洁和干燥是预防感染的关键。饮食中应增加抗氧化剂的摄入，如富含维生素 C 和 E 的食物，以增强免疫系统功能、预防感染。同时，要遵循医生的建议，按时服用抗生素等药物。

总之，合理的饮食对骨折后的恢复至关重要。在遵循上述饮食

指南的同时，还应根据个人的具体情况和医生的建议进行调整。同时，积极配合康复训练和保持乐观心态也是加速骨折部位愈合的重要因素。在饮食方面，要注意清淡、易消化、营养均衡，避免食用对骨骼恢复不利的食物。如有疑虑或症状加重，请及时咨询医生。

导致“罗圈腿”的原因是什么？又该如何治疗

导致“罗圈腿”的原因是膝关节畸形。常见的严重骨性关节炎、类风湿性关节炎、创伤性关节炎等病症，都会导致膝关节疼痛、僵硬、畸形，发生“罗圈腿”。严重的膝关节疾患应该行膝关节置换手术。

为什么人老先老腿

1. 随着年龄的增长，身体各器官、系统、组织功能逐渐下降，包括肌肉、骨骼、关节、神经等组织。肌肉萎缩、肌肉力量下降导致步态不稳，骨质疏松、骨密度减少、骨骼变形导致关节活动度下降，神经退行性变、神经传导速度下降则影响了下肢运动神经的兴奋传递和肌肉收缩力度。

2. 下肢是要承受体重的，用了几十年自然会有不同程度的磨损、变形。

3. 不良的起居习惯、工作性质、久坐久站、体重大、酗酒，都有可能损害下肢关节。

4. 缺少运动会导致肌肉萎缩，增加关节负担。

5. 中医认为肾主骨，肾虚则腰酸腿软，气血不通，也会出现下肢肌肉萎缩、关节寒痛。

6. 意外摔倒、碰撞等也可能对腿部产生影响，为以后埋下隐患。

7. 风湿、类风湿、糖尿病并发症等慢性病也会影响下肢功能。

8. 腰椎损伤也是高发问题，其直接后遗症就是影响腿部功能。

9. 足踝、脚趾的健康对整个腿部的影响很大，却常常被忽略。

综上所述，人老先老腿的原因是多方面的，包括身体器官和系统退化、磨损变形、不良生活习惯、缺少运动等因素。因此，要保持身体健康，延缓腿部衰老，需要综合考虑以上因素，采取适当的措施进行预防和改善。

脚后跟疼痛是什么原因，有什么治疗方法

正常情况下，我们的足底呈弓状结构，在足弓底下有一对天然的“鞋垫”，在跑跳中起到缓冲、减震作用，这个“鞋垫”由足底筋膜和足底脂肪垫组成。足底筋膜炎，也叫“跟痛症”。很多人认为跟痛症与骨质增生有关系，实际上两者并无相关性，其主要可能与足底生物力学失衡有关，可见于各种人群，主要包括长期站立的人，如运动员、长跑者、体重指数大者、糖尿病患者和老年人。

足底筋膜炎发作时，最好停止锻炼，先静养两周，通常都可以缓解。如果持续不能缓解，就需要采取相应治疗措施。传统治疗措施主要包括口服止痛药、采用矫正器或穿稳定性好的鞋子进行治疗，这是缓解疼痛最快的办法，但是它不能从根本上解决足跟痛的问题。一般在物理治疗和非甾体抗炎药物治疗无效时，可采用封闭治疗。

第二编

护理

有颈椎病要不要戴颈托？颈托是智商税吗

颈托不是智商税。颈托是一种用于支撑颈部的支具，主要作用有支撑头部、限制运动、保持颈部稳定、减轻疼痛和压力、放松肌肉等。用于治疗颈椎病、颈椎骨折、脱位等病症。然而，许多人在使用颈托时并不了解正确的佩戴方法及注意事项，导致使用效果不佳，甚至可能会造成不良影响。

颈托——你戴对了吗

1. 选择适合自己的颈托。颈托应根据个人的颈围和颈高来选择合适的型号及尺寸。通常颈托分为软质颈托和硬质颈托两种，软质颈托适用于颈椎轻微受伤和颈痛的治疗，而硬质颈托则适用于颈椎严重受伤或颈部手术后的患者。（图 2-1）

2. 佩戴方法。佩戴颈托时可取平卧位或坐位。平卧位时先轴线翻身至侧卧位，即保持头、颈、躯干在同一直线上翻身，保持脊柱平直，翻身角度不超过 60°，然后将颈托后片放置于颈后，轴线翻身至平卧位后佩戴颈托前片，颈托前片边缘压住后片，系好尼龙搭扣，检查颈托松紧度，以可伸入 1 指为宜。坐位时鼻尖 – 下颌 – 胸骨成一水平线，平视前方，同样先佩戴颈托后片，再戴前片，佩戴颈托时一定要注意颈部处于正中位。确保颈托与颈部紧密贴

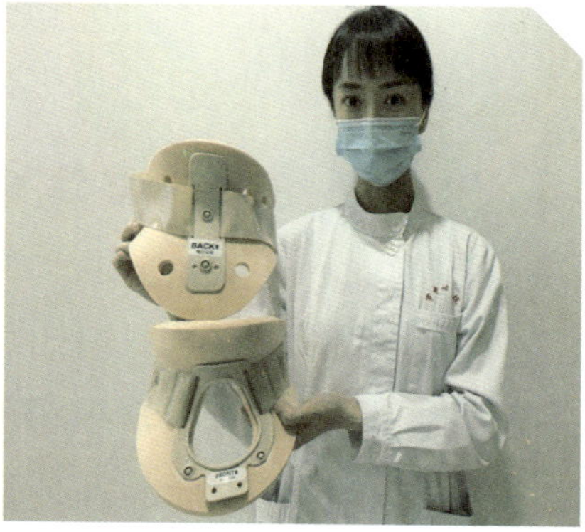
图 2-1 硬质颈托

合，颈椎得到充分支撑。颈托的前片下缘应贴紧锁骨，上缘应到下巴的位置，后片上缘应靠近枕骨，下缘靠近双肩，切勿过紧或过松。（图 2–2、图 2–3、图 2–4）

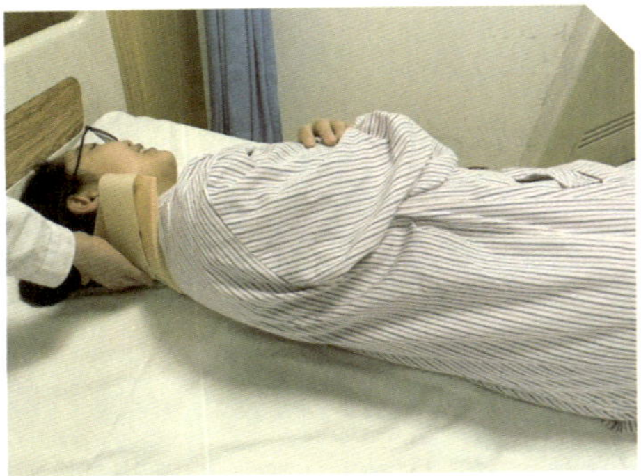

图 2–2　佩戴颈托后片

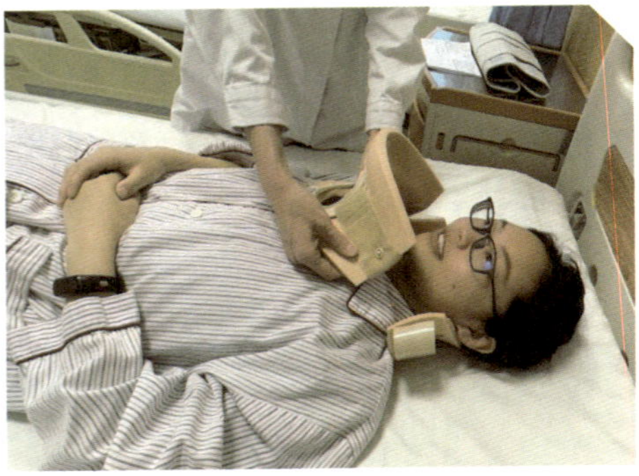

图 2–3　佩戴颈托前片

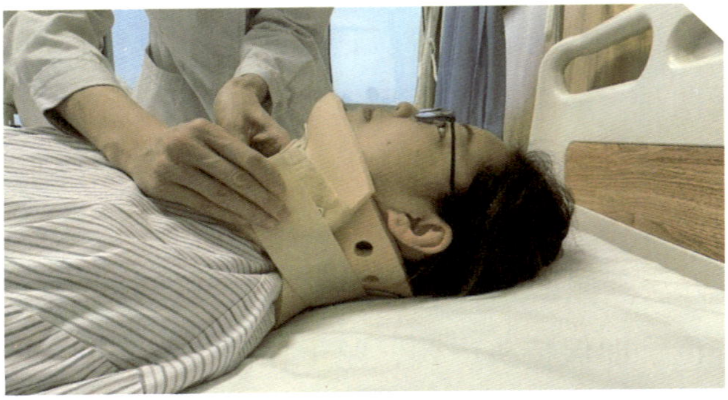

图 2–4　前片压住后片并粘好搭扣

佩戴颈托时，需注意什么

1. 不宜过度依赖。颈托是治疗颈椎病的辅助器械，如果长期依赖使用，颈部肌肉和软组织就会缺乏锻炼，逐渐萎缩，甚至会加重颈椎病的症状。因此，在使用颈托的同时，还应积极进行颈部核心肌群的锻炼，才能达到最佳治疗效果。

2. 不适宜过紧或过松。颈托佩戴过紧或过松都会影响颈椎的稳定性，使治疗效果降低。过紧会使颈椎处于过度牵拉状态，可能会引起不适感，并且还会限制颈部活动范围，影响日常生活。过松则容易使颈椎处于没有支撑的状态，治疗效果不佳，甚至可能会加重颈椎病症状。以佩戴好后能伸入 1 指为宜。(图 2–5)

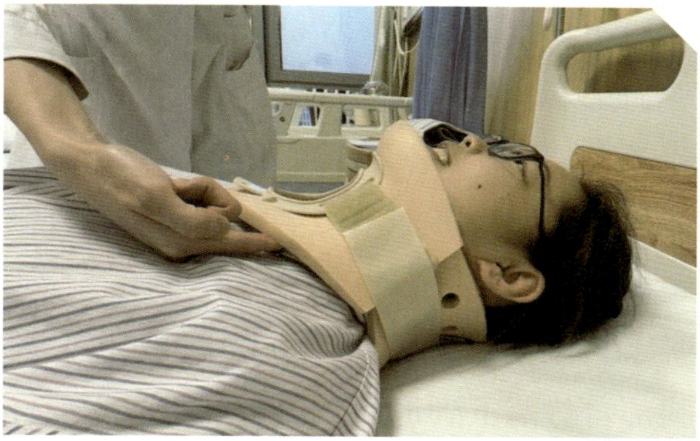

图 2–5 松紧以能伸入 1 指为宜

3. 不适宜长时间佩戴。颈托使用时间不宜过长，一般为 1 ~ 2 小时，可以根据自己的情况适当调整。因为长时间佩戴会使颈部肌肉萎缩，增加颈椎负担，造成不良影响。同时，佩戴颈托也不宜过于频繁，以免产生依赖性，影响治疗效果。

4. 注意防止压力性损伤。颈托内可以垫毛巾或软布，防止皮肤受压损伤，尤其应该注意后枕部、耳廓及下巴等部位。

5. 不能长期睡在颈托上。睡觉时不宜佩戴颈托，因为长时间使用颈托，不仅会影响颈部休息，而且会增加颈椎负担，反而会加重颈椎病的症状。可以选择适当高度的枕头，让颈部得到舒适的支撑。

总之，颈托是治疗颈椎病的辅助器械，使用时应注意选择适合自己的颈托，正确佩戴，注意姿势，不宜过度依赖，注意合理控制佩戴时间。如有不适，应及时就医咨询。只有正确使用，才能达到较好的治疗效果。

进行腰椎手术后，如何正确上下床

腰椎患者术后正确上下床的方法，包括侧身上床、翻身到仰卧、侧身下床。

1. 侧身上床：站在床边，双手放在床边（图 2–6），然后弯腰坐在床边。接着躺下并尽量让身体紧靠床边，然后抬起腿部，使身体平躺在床上。

2. 翻身到仰卧：侧卧状态下，用手肘和手推动身体，同时腿部配合，将身体翻到仰卧状态。（图 2–7）尽量避免直接用腰部力量翻身，以防伤到腰椎。

3. 侧身下床：先将腿部悬空，然后用手肘和手将身体推起，滑动到床边，腿部自然落下到地面。保持上身与床平行，然后用手臂的力量推动身体坐起。（图 2–8）

这些过程在进行时，都需要保持动作缓慢且连贯，避免剧烈或突然的动作，以防加重腰部负担或导致腰部疼痛。同时，术后腰椎患者在床上活动时，应尽量避免独自进行，以免发生意外。

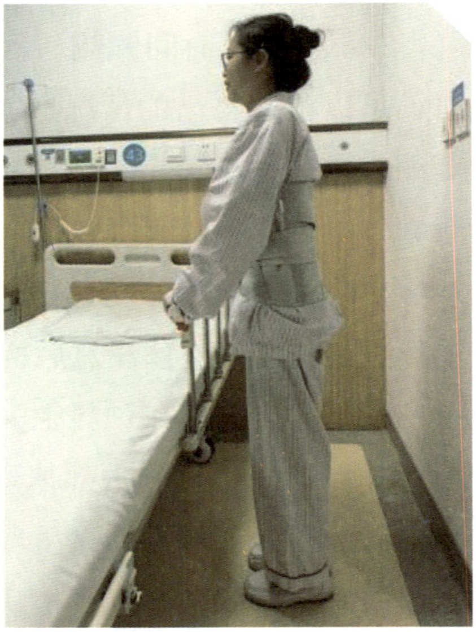

图 2–6　侧身上床

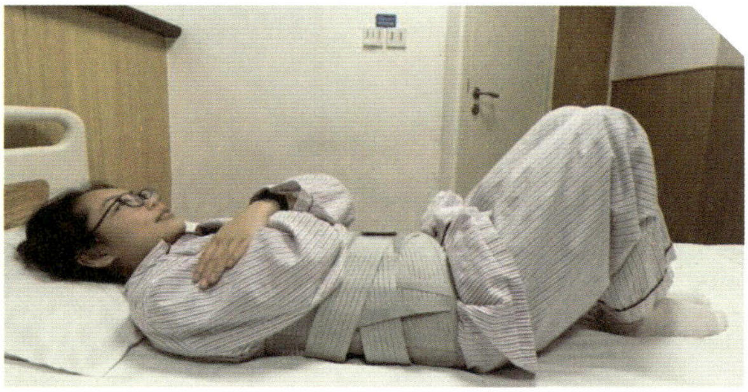

图 2-7 翻身到仰卧

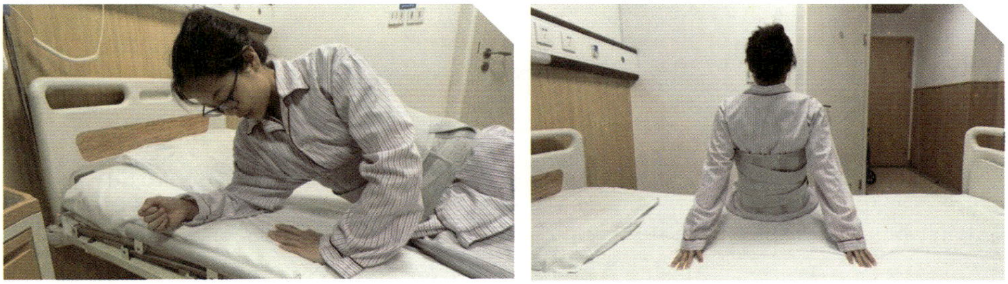

图 2-8 侧身下床

腰围——你适合佩戴吗

一般来说，在腰痛的急性期及在腰椎疾病患者手术后、活动时需要佩戴腰围。在腰椎间盘突出患病时期，患者可以通过佩戴腰围的方式来缓解病情。腰围佩戴的原则是在急性期疼痛较重的情况下坚持佩戴，但卧床休息时一律不戴，以免腰围中的钢板硌坏腰部皮肤；在疼痛缓解、病情减轻的情况下，做家务劳动时或坐位时佩戴，散步、直立位做康复操时可解下，让腰部肌肉有一个适应的过程。在做完腰椎手术后，是必须要佩戴腰围的，腰围对腰椎疾病患者来说具有十分重要的作用，它使用简便，对腰椎具有良好的制动和保护作用。

腰围——你选对了吗

腰围的规格要与自身腰的长度、周径相适应，其上缘需达肋下缘，下缘应至臀裂处。腰围后侧不宜过分前凸，不要使用过窄的腰围，以免腰椎过度前凸，也不要使用过短的腰围，以免腹部过紧。一般可先试戴半小时，以未产生不适感为宜。

佩戴腰围时，需注意什么

佩戴腰围以后应注意腰部活动，由于腰围仅限制了屈曲等方面的活动，而不能减少重力，所以戴上腰围仍要注意避免腰部过度活动，一般以能完成日常生活、工作为度。对于手术后、严重腰椎骨折、脱位等患者，腰部活动要按医嘱进行，解除腰围也应经医生同意，如有不适，请及时就医。

如何科学佩戴腰围

在症状逐渐消退、体征逐渐变为阴性以后，应去掉腰围，开始逐渐恢复腰的正常活动，一般整个使用时间以 4 ~ 6 周为宜。一般腰椎手术后腰围需佩戴 3 个月，佩戴腰围的同时应在不加重症状的前提下，按照康复操的要求，锻炼腰背部、腹部的肌群，使背部的肌肉强壮有力，消除腰部肌肉的炎症，达到完全康复的目的，只有恢复正常生活和恢复腰椎的正常功能，才能说明已经康复。在使用腰围期间，还应在医生指导下逐渐增加腰背肌锻炼，以减轻和防止腰肌的萎缩。

在佩戴腰围时，应遵循以下方法及步骤：

1. 固定位置：上至肋下缘，下至臀裂处。（图 2–9）

2. 松紧度：以呼吸略吃力、能伸进 1 ~ 2 指为宜。（图 2–10）

佩戴腰围可根据病情掌握时间，在腰部症状较重时，应经常戴用，不要随时取下；病情轻的患者，可以在外出时，尤其是要较长时间站立或一个姿势坐着时戴上腰围，在睡眠及休息时再取下。连续使用时间不宜过长，注意防止腰部肌肉萎缩。

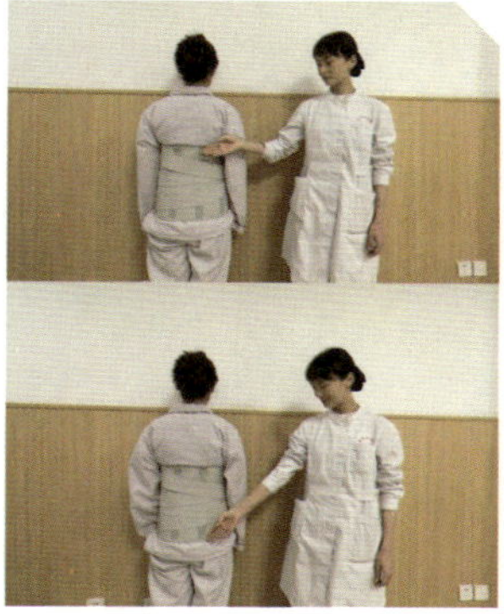

图 2–9 固定位置

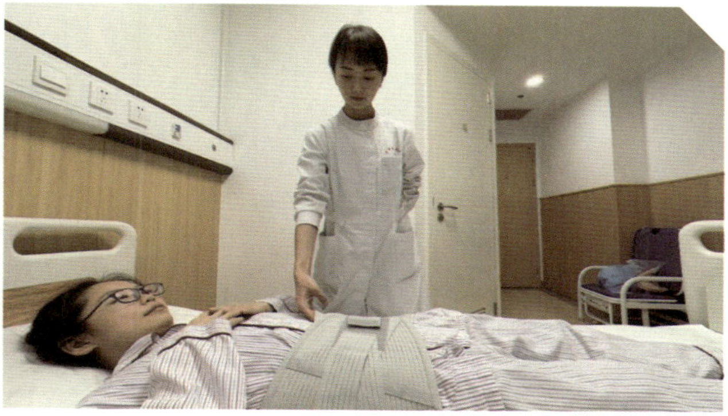

图 2–10 松紧度

做了髋关节手术，到底该怎么翻身

轴线翻身不仅可以预防关节脱位，还可以预防颈椎的再损伤，对术后的患者有很多好处。翻身时，要避免患肢内收、内旋超过中线，可以在两腿之间放置梯形枕，帮助患者控制动作幅度。在翻身过程中，如有不适，请及时就医。

1. 患者自己翻身的方法：将梯形枕竖起，夹于两腿之间，上半身和下半身一起向健侧翻转，保持在同一水平。此方法适用于活动度较好的患者。

2. 一人协助翻身法：将梯形枕平放于两腿之间并绑好（图 2–11），患者自己翻转上身，协助者将双手放置于患者腿上，协助患者下身和上身同时翻转，使其保持在同一水平。（图 2–12）

3. 双人协助翻身法：首先将梯形枕放置于肩部和腰部，另一协助者将双手置于大腿和小腿上，两人同时向健侧翻转患者，使其保持在同一水平。

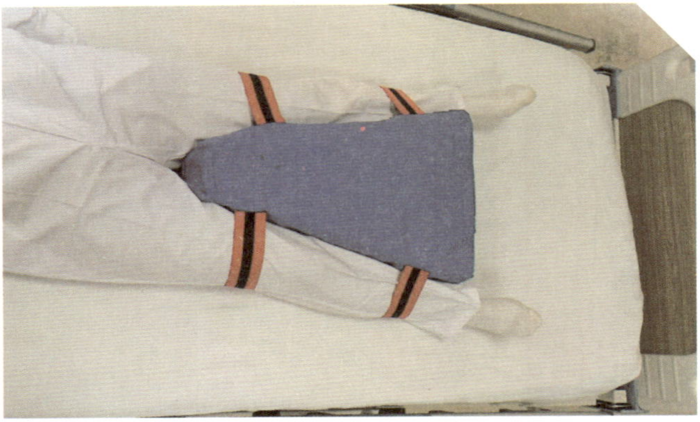

图 2–11　梯形枕平放并绑于两腿之间

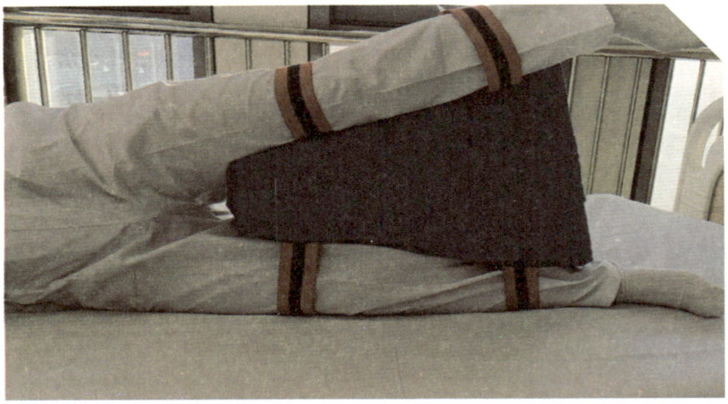

图 2–12　患者翻身后的姿势

髋关节置换术后居家护理该注意点啥

1. 地上拾物。在手术后6周时间内，不要弯腰捡地上的东西，如果需要拾物，应使用长柄的工具协助进行勾拾（图2–13、图2–14），避免因髋关节的过度屈曲而出现髋关节松动和脱位。除此以外，不要猛然转身伸手接取身后的物品。

2. 如厕。在上厕所的时候双腿要分开，坐下的时候膝关节的水平位置要低于髋关节，如果如厕的高度不够，可以购买专用的调节高度的坐便椅，以便更好地调节如厕高度。

3. 沐浴。在患者伤口完全痊愈之后就能够进行洗浴，在进入洗澡间的时候，应该准备好可靠的扶手、椅子，同时准备长柄的浴花，在站立的时候方便清洗下肢。

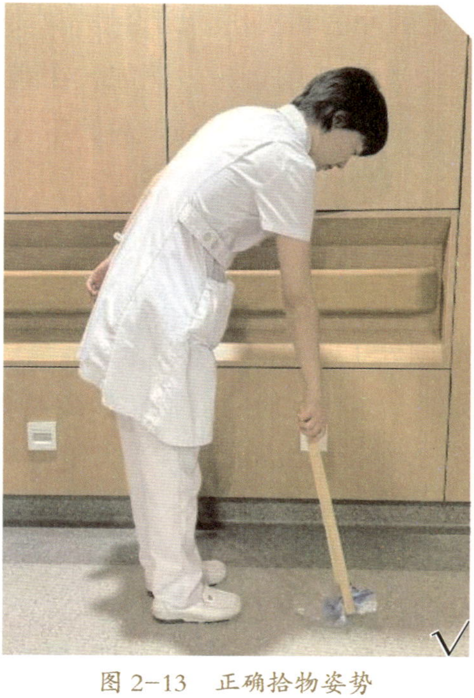

图2–13　正确拾物姿势

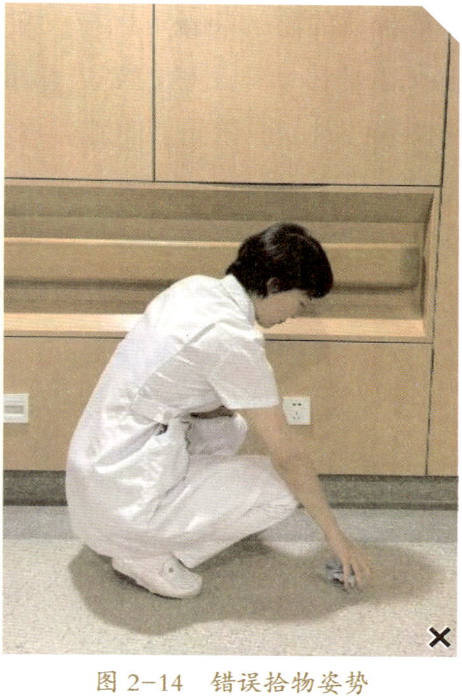

图2–14　错误拾物姿势

做屈伸活动的时候，膝盖经常会“嘎吱嘎吱”响，这到底是不是病

膝关节的响声绝大多数情况下是生理性的，只有一部分响声是病理性的。生理性响声通常不会给人留下深刻印象，而病理性响声常从某次受伤开始，第一次响的场景常常让人难忘。在日常生活中，我们该怎么样去保护关节呢?

1. 保持健康的体重：身体过重会使关节承受更大的压力，可能会引发或加重关节炎。

2. 适度的运动：可以增强关节周围的肌肉力量，从而减轻关节的压力。建议进行低冲击度的运动，如散步、游泳、瑜伽等。避免剧烈的、高冲击度的运动，如跑步、跳跃等。

3. 使用护膝、护腕等防护装备：在进行体育活动或家务劳动时，佩戴合适的防护装备可以减少对关节的冲击和损伤。无论是站立、坐下还是移动，正确的姿势都可以减少关节的负担。例如，在弯腰捡东西时，应该先弯曲膝盖再弯腰；在提重物时，应该先蹲下再提起。

4. 保持关节温暖：关节是很怕冷的，在寒冷的环境中，关节容易受到刺激，然后出现疼痛和僵硬。因此，在寒冷的冬季和阴雨天，要注意保持关节温暖，避免关节长时间处于寒冷的环境中。

5. 注意饮食健康：建议多摄取富含抗氧化剂的食物，如蔬菜、水果、全谷类等，同时减少高脂肪、高糖分食物的摄入。

下肢刚做完手术，下地腿肿的经历你有吗

下肢做完手术之后，为了防止肌肉萎缩，需要尽快下地锻炼，有过相关经历的朋友们一定对一下地腿就肿有很深的印象，之后需要做冷敷、抬高来缓解，这个原因是什么呢？

1. 手术创伤：下肢手术通常会带来一定的创伤，包括肌肉、软组织及血管的损伤等，这可能导致下肢静脉回流受阻，从而引起肿胀。

2. 血液回流不畅：手术后，由于长期卧床、缺乏运动等原因，会导致下肢的血液回流不畅，静脉压增高，从而引起肿胀。

3. 炎症反应：手术后的炎症反应也可能导致下肢肿胀。炎症反应会产生大量的炎性物质，如组胺、前列腺素等，这些物质会引起毛细血管扩张和通透性增加，导致液体渗出到组织间隙，从而引起肿胀。

4. 深静脉血栓形成：手术后，如果下肢深静脉血栓（也就是所谓的血栓，走哪梗哪，危险度极高）形成，会导致静脉血液回流受阻，引起下肢肿胀。

5. 其他因素：如本身就有的基础疾病，如肾源性疾病、心源性疾病等。

需要注意的是，不同的人和不同的手术方式可能会引起不同程度的下肢肿胀。因此，在手术后应听从医生的建议，保持适当的体位，尽早进行功能锻炼，以促进血液回流、减少肿胀的发生。如果发生肿胀，可以适当抬高患肢、局部冷敷等缓解症状。如果肿胀严重或持续不退，应及时就医诊治。

骨折之后为什么手脚要抬高

骨折后，由于炎症反应和肿胀，患肢的血液和淋巴回流往往会受到一定的影响。抬高患肢可以帮助血液和淋巴液更好地回流到心脏，从而减轻肿胀和淤血；肿胀的减轻有助于减轻疼痛，并有利于软组织的修复。抬高患肢可以降低细菌等微生物附着和感染的风险；同时，也有助于减少渗出和炎症反应，进一步降低感染风险，还有助于减轻疼痛和肿胀，可以更舒适地进行休息和康复。另外，通过抬高患肢，还可以预防一些骨折后的并发症，如肌肉萎缩等；适当的抬高可以促进血液循环，减少血栓形成的风险，如深静脉血栓形成。

在抬高患肢的过程中，需要注意以下几点：①抬高患肢时应保持适当的角度，通常建议在 15° ~30° 之间；过大的角度可能导致不适或影响血液循环。②抬高患肢时应注意观察患肢的血液循环情况，确保肢体未出现发绀、苍白、温度异常等现象。③长时间的固定姿势可能导致血液循环不畅，应适时改变患肢的位置或进行轻度活动。④在抬高患肢时，应注意保持患肢温暖，避免受到冷刺激。温暖的肢体有助于血液循环和减轻疼痛。

总的来说，抬高患肢是四肢骨折后康复的重要措施之一。通过抬高患肢，可以有效地促进血液循环、减轻肿胀、降低感染风险等，从而有助于患者的快速康复。患者在抬高患肢时应遵循医生的建议，注意相关的事项，以确保康复效果的最大化。

卧床患者的“隐形杀手”

长期卧床的患者，一定要警惕血栓风险。静脉血栓如果不及时预防和治疗，可能会导致严重的后果，成为“隐形杀手”。那么，该如何预防静脉血栓呢？

1. 在病情允许的情况下，鼓励患者多饮水，避免血液浓缩，建议患者改善生活方式，如戒烟、戒酒、控制血糖及血脂等。

2. 长时间卧床是导致静脉血栓形成的主要原因之一。因此，及时活动可以有效预防静脉血栓。对于长期卧床的患者，应该鼓励他们尽可能在床上进行肢体活动，如踝泵运动、直腿抬高等。

3. 穿弹性袜也可以预防静脉血栓。弹性袜可以帮助压缩脚踝周围的血管，促进静脉回流，减少深静脉血栓形成的风险。要选择合适的弹性袜，尺寸应当适合患者的腿部尺寸。

4. 避免在膝下垫硬枕和过度屈髋，病情允许时可抬高患肢，促进静脉回流。定时评估患者双下肢情况，如发现肿胀、疼痛及皮肤温度和色泽变化、感觉异常等，应及时到医院就诊。

5. 药物预防是一种有效的静脉血栓预防方法。可遵医嘱服用抗凝药预防血栓。

附：如何做踝泵运动？①平躺或坐在床上，伸展下肢，放松肌肉，缓缓勾起脚尖，使脚尖朝向自己，至最大限度并保持 5～10 秒，然后脚尖缓缓下压，至最大限度保持 5～10 秒再放松，这样为一组，可以反复进行，根据病情和耐受程度决定练习的时间和组数。（图 2-15）②患者平躺或坐在床上，伸展下肢，放松肌肉，以踝关节为中心，脚做 360° 环绕，做出最大幅度动作。（图 2-16）

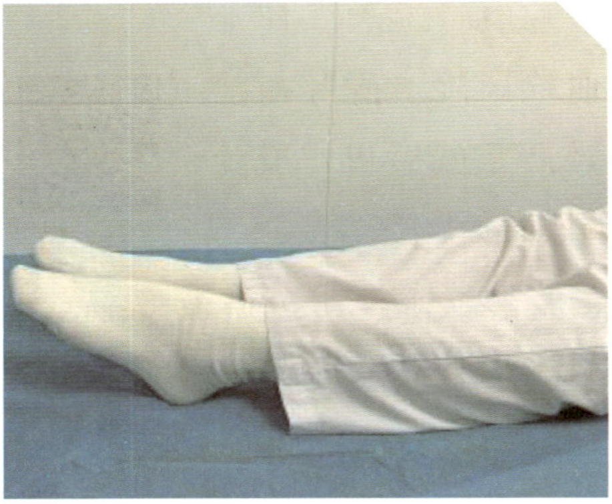

图 2-15　踝泵运动（下压）

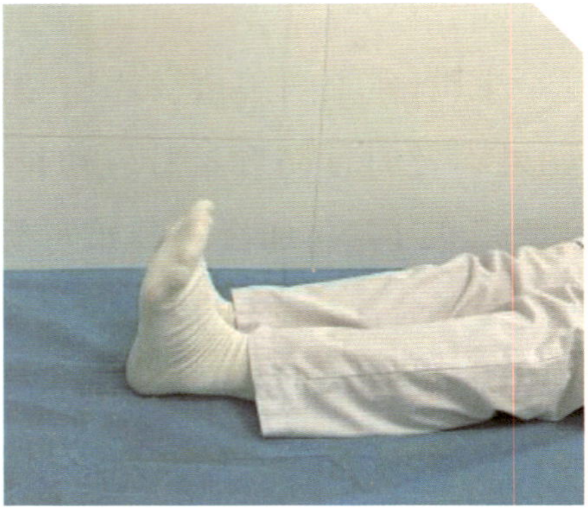

图 2-16　踝泵运动（环绕）

卧床患者不用愁，教您如何在床上排便

做好准备工作。拉好床帘，保持环境安静，对侧床栏拉起，掀开被子，准备一次性护理垫，检查便盆有无破损，备好擦拭的湿巾或者纸巾。

1. 男性患者小便

（1）取平卧位，松解裤腰带，垫护理垫。

（2）双膝盖向上屈起，注意保暖，脱裤子至膝上。

（3）能自行完成者，指导患者自行将尿壶放置在大腿间；需要协助者，协助其把尿壶放置在大腿间。

2. 使用便盆

（1）能自行完成者：①垫护理垫，屈膝抬高臀部 20～30cm 置便盆，便盆尖端朝足部位置，平整处紧贴腰臀部，防止划伤皮肤。询问患者舒适程度，检查患者是否处于便器中央并盖好被子。②待排泄完毕后，擦拭会阴及肛周皮肤；嘱其双腿用力，将臀部抬起，一手抬起其腰骶部，一手抽出便器。

（2）需要协助者：①垫护理垫，协助其屈膝、侧卧；放置便器后，一手扶住便器，另一手帮助其恢复平卧位。②待排泄完毕后，先一手压住便器，另一手助其侧卧后抽出便器，擦拭会阴及肛周皮肤；再帮助其恢复平卧位。全程注意保护患者隐私。

骨折后该吃什么，怎么吃

1. 均衡饮食很重要，创伤后消耗多，需要营养支持，骨折的愈合和组织修复需要均衡饮食；人体所需的五类营养物质（蛋白质、脂肪、碳水化合物、维生素、矿物质）都要保证摄入，要特别注意增加蛋白质摄入量。

2. 补充钙和维生素 D、赖氨酸：多吃含钙的食物和增进钙吸收的食物对骨折有利。

3. 补充维生素 C：维生素 C 是骨折愈合增进剂，多吃富含维生素 C 的食物有利于骨折患者康复。

4. 补充矿物质：多食富含铜、锌、铁元素的食物。

5. 补充纤维素：多食蔬菜、水果，此类食物除提供维生素、矿物质外，还因纤维含量高，可增加肠蠕动，以防止卧床期间易发生的便秘，如粗纤维蔬菜芹菜、韭菜等。润肠作用明显的食物还有香蕉、蜂蜜等。

骨折后不能吃什么

1. 骨头汤：很多人以为骨头汤可以补钙，其实骨头里的钙并不能直接被人吸收。骨头汤里面的主要营养是胶原，多吃胶原对骨折患者是有利的，但在骨折后的 1～2 周内不宜多吃，因为其太过于肥腻，反而影响患者恢复。

2. 补钙：虽然钙是骨头的重要成分，但补钙对医治骨折并无益处，反而可能引发血钙增高。骨折患者如本身并不缺钙，只要增强功能锻炼就可以增进身体对钙的吸收，加速断骨的愈合，不应盲目补钙。

3. 不消化之物：骨折患者由于长期在家休养，加上伤处肿痛，因此食欲往往不振。如吃太多有营养、滋腻的食物，不但会影响食欲，还可能会引发便秘。故骨折后应多吃利于消化、通便的食物，忌食山芋、芋艿、糯米等易胀气或难消化的食物。

4. 糖：骨折后如过量食用糖类，可致使钙被大量损耗，无益于骨折患者的康复。过量的白糖还会使体内维生素 B_1 的含量减少，而维生素 B_1 不足将大大降低神经和肌肉的活动能力，影响身体功能的恢复。

什么时候补钙最佳？这些“时机”别错过

补钙是一个老生常谈的话题，发育期的儿童、孕妇，以及老年骨质疏松的患者，都需要口服补钙，那么钙片什么时候吃最好呢？

一天之中：建议在餐中或者餐后半小时之内补钙，这个时候，胃肠道对钙的吸收最好；而三餐之中，胃肠道对钙的吸收能力也是一个逐渐递增的过程。所以，建议根据饭后的活动量，来选择补钙的时间，如果晚餐后，还有一定的活动量，那么建议在晚餐以后补钙；如果晚餐以后活动量很小，就建议午餐或者早餐后补钙。

一生之中：建议最佳补钙时间是“两头”和“中间”。“两头”指的是婴幼儿和老年时期，婴幼儿生长发育快，对钙的需求量大；老年时期钙流失明显增加，容易导致骨质疏松，所以需要及时补钙。“中间”指的是妊娠期、哺乳期，此时孕妇一个人负担两个人的营养需求，对钙的需求量也较大，这个时间段补钙，不仅吸收率高，同时也能预防钙缺乏。

需要提示一下，小剂量、分次服更有利于钙的吸收。钙剂与高钙食物分开吃，吸收更好。

冷热敷的时候应该注意什么

冷热敷是常见的物理疗法之一，用于缓解疼痛、减轻炎症和促进伤口愈合等。

【冷敷的注意事项】

1. 适用对象：冷敷适用于急性炎症、扭伤、淤血等疼痛情况，但对于血液循环较差、局部感觉丧失的人及容易感到寒冷的老人和儿童等需要特别谨慎。

2. 温度注意：冷敷时应使用冰袋、冷毛巾等物品，冷敷物表面要有一层布来降低冷度，避免直接接触皮肤。冷敷物的温度应控制在 4 ~ 10℃之间，避免过冷而引起冻伤。

3. 皮肤问题：敷冷物之前，要确保皮肤无损伤和破溃的情况，避免导致感染和皮肤损伤。

4. 时间设置：每次冷敷时间不宜过长，一般为 3 ~ 20 分钟，每天 3 ~ 5 次，避免长时间冷敷而引起组织冷凝反应。

【热敷的注意事项】

1. 适用对象：热敷适用于肌肉酸痛、关节炎、神经痛、慢性炎症等慢性疼痛情况。但对于急性炎症、发热或局部感染等情况则禁止使用热敷。

2. 温度注意：热敷时温度控制在 55 ~ 60℃为宜，过高的温度可能导致烫伤。热敷物品可以是热水袋、热毛巾等，但要注意确保热敷物不泄漏和烫伤。

3. 保护皮肤：在热敷之前，应确保皮肤没有损伤和破溃，避免因为热敷而导致感染和皮肤损伤。

4. 时间设置：热敷时间通常为 15 ~ 30 分钟，每次不宜过长，避免烫伤或过度干燥。每天 1 ~ 3 次，视具体疗效和患者的耐受程度而定。

你会使用轮椅吗

轮椅是很常用的辅助工具，是行动不便人群的代步工具。但是如果使用方法不当，也会带来很大的安全隐患，甚至健康损害。下面我们就来说说轮椅的正确使用方法。

1. 使用前应检查轮椅各部件是否完好。如轮胎充气情况、刹车是否灵敏、活动是否自如、脚踏板及安全带是否完好等。确保轮椅性能良好。

2. 确保使用环境无障碍，将轮椅推至使用者健侧床尾，与床成45° 角，固定轮椅，踩住刹车，抬起脚踏板。（图 2–17）

3. 协助使用者坐起并协助其移至轮椅上，帮助其身体后移，坐入轮椅，双脚放置在脚踏板上，并系好安全带。（图 2–18）

4. 上下斜坡：上斜坡，使用者背靠轮椅靠背坐稳，双手放于扶手上，推行者推轮椅前行。下斜坡时，调转轮椅倒退下行，推行者捏住刹车，注意随时观察身后情况。

5. 进出电梯：倒退进入电梯，推行者在前，轮椅在后，经过不平的地方要缓慢进出。出电梯时轮椅先行，推行者在后。（图 2–19）

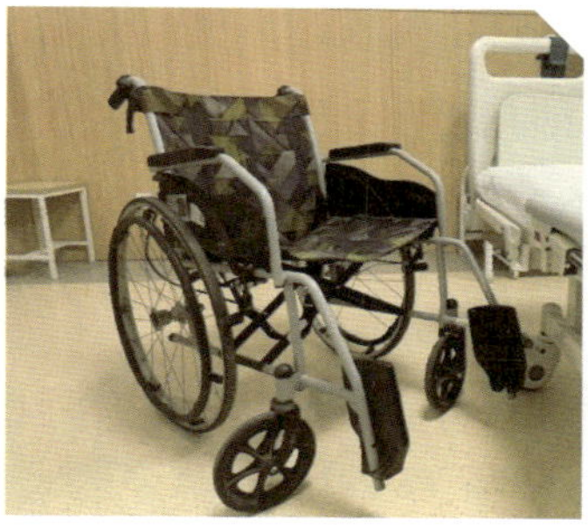
图 2–17 轮椅放置位置

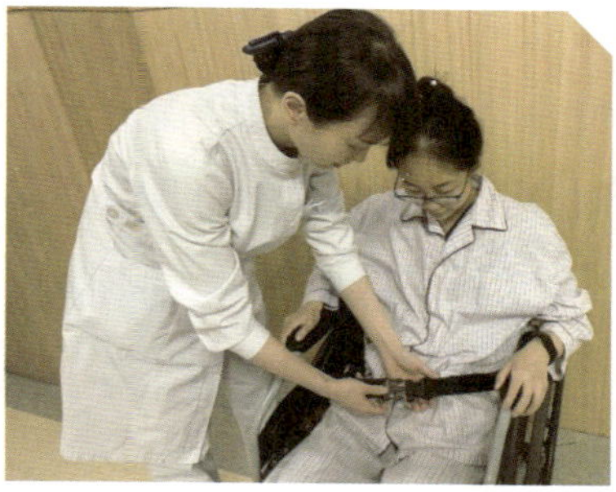
图 2–18 系好安全带

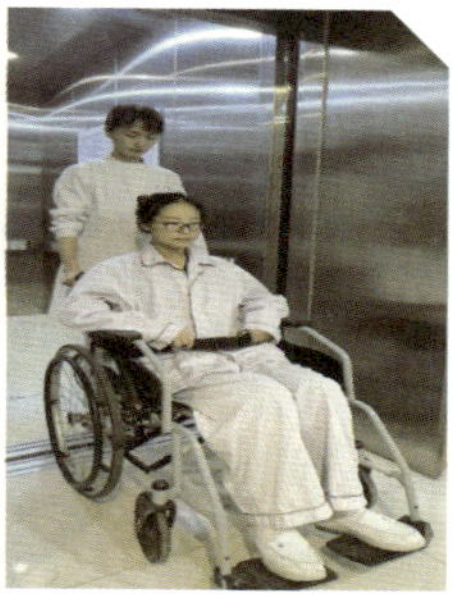
图 2–19 倒退进电梯

6. 遇台阶或障碍物时：轮椅正对台阶或障碍物，推行者踩下倾倒杆，轮椅后倾，小轮先越过障碍物或台阶，再推大轮。

7. 对于乘坐轮椅时间较长的人，应每隔 30 分钟进行臀部减压 1 次，即用双手支撑轮椅扶手，使臀部悬空 15 秒左右，同时注意其他受压部位的皮肤情

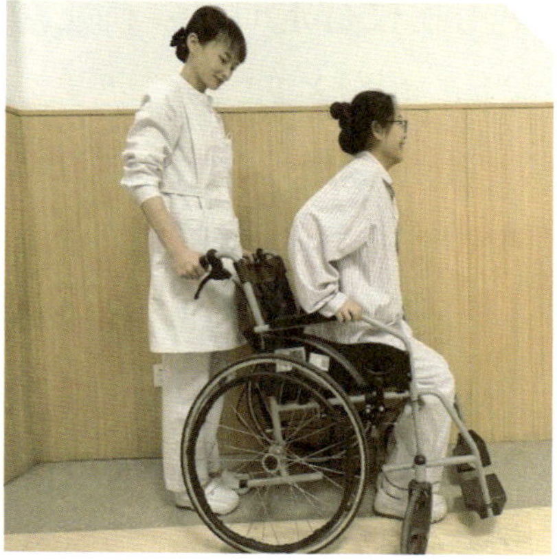
图 2–20 定时臀部减压

况。可在轮椅上垫软垫，防止压力性损伤的发生。（图 2–20）

拐杖你用对了吗

骨折后，拐杖成为了我们第一考虑到的好帮手，它能够帮助我们行走、减轻疼痛、促进康复。但是，若使用不当，反而可能造成二次伤害。因此，掌握正确的使用方法至关重要。如果在使用过程中，疼痛明显或者出现其他不适，请及时就医。

首先，我们需要根据身高和需求选择合适的拐杖。一般来说，拐杖的长度应与使用者的身高相匹配，这样能够确保行走时的稳定性和舒适度。同时，考虑到骨折的具体情况，可能需要选择带有特殊功能（如可调节高度、带座等）的拐杖。握住拐杖时，应保持舒适，手握在拐杖的把手上，而不是抓在顶端。同时，手腕应保持自然状态，不要过度弯曲或伸直。（图 2–21）

另外，确保手掌和前臂都紧贴拐杖，以分散重量并提高稳定性。使用拐杖行走时，需确定患肢的位置，注意保持平衡，避免摔倒或扭伤。（图 2–22）

同时，长时间使用拐杖行走可能导致疲劳，因此应适时休息。休息时，应将拐杖放在一边，让患肢得到充分休息。

随着骨折的恢复和身体状况的变化，可能需要调整拐杖的使用方式。因此，应定期检查并调整拐杖的使用方法。

骨折后使用拐杖还可能会带来一定的心理压力和不适感。此时，应保持积极的心态，与家人、朋友交流，寻求支持和鼓励。

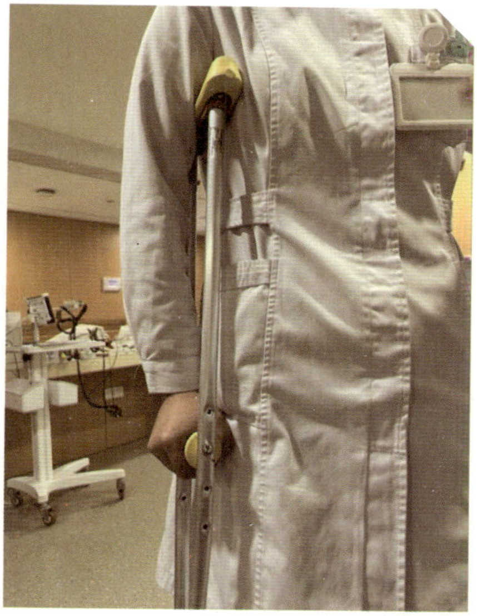

图 2-21　患者使用拐杖的正确姿势

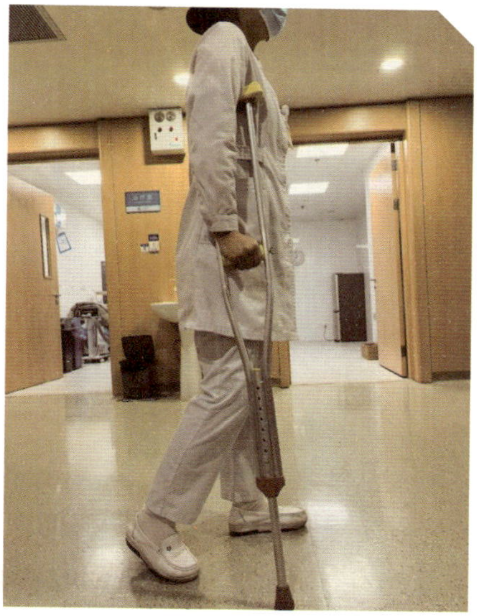

图 2-22　患者使用拐杖行走

助行器该怎样“助行”

助行器是骨科常见的功能锻炼器械。关节置换后，使用助行器能够让患者尽早进行功能锻炼，提高生活质量，保证患者下床活动时的安全。

1. 从卧位到坐位。患者卧位时，常规术后双腿间放置梯形枕（图 2-23），以防双腿交叉，应保持外展中立位。坐位身体向前倾斜弧度不能超过 90°　。

2. 下床锻炼。从坐位到立位，双手支撑坐起，屈健腿、伸术侧腿，利用双手和健腿的支撑力，将术侧腿移至床边，注意尽量保持术侧腿伸直，将助行器放在术侧腿旁，以肘关节帮助支撑髋部，保持术侧腿与躯体在一条线上，向床边移动身体，将术侧腿移到床下，防止术侧髋关节外旋，健腿顺势移到床下，将身体转正，扶助行器站立（图 2–24、图 2–25）。扶助行器行走，将助行器摆在身前 20 厘米处，先迈出术侧腿，脚的落脚点要落在助行器的中间，以保持稳定性，再将健侧腿跟上，如此循环。开始时，每天 3 ~ 4 次，每次行走 5 ~ 10 分钟；待逐渐适应后，增加到每天 2 ~ 3 次，每次行走 20 ~ 30 分钟；完全康复后，应保持每天 3 ~ 4 次，每次行走 20 ~ 30 分钟，行走有助于保持周围肌肉的力量。

3. 从站立到坐下。慢慢后移，直至双脚接触一边，首先伸直术侧肢，用双上肢在座椅扶手上支撑躯体，保持膝关节低于或等于髋部，坐时身体向后靠，术侧腿向前伸，注意屈髋不能超过 90°。

4. 上床。患者借助于助行器缓慢行走至床边，然后慢慢坐下，将助行器移至一旁，将患者术侧腿用手托起，协助患者将下肢同时移至床上，整个过程防止术侧髋外旋。

5. 使用助行器行走，需要循序渐进，持之以恒，在此期间，如有不适，请及时就医。

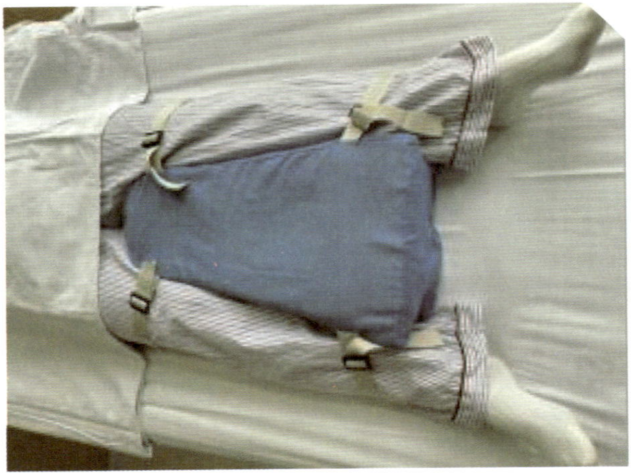

图 2–23　术后双腿间放置梯型枕

附：助行器由扶手、H 杆、U 型托、调节档、防滑脚垫等组成。使用时，先将助行器打开，然后根据患者的身高来调节助行器的高度，助行器 4 条支撑架的下方有 4 个按钮，可以摁下调节助行器的高度，调节的高度以患者的双上肘微微弯曲为宜，助行器的两侧及横梁上有 U 型托，调节 U 型托的位置，可以改变助行器的模式。当 U 型托位于横梁上时，助行器为交互式，可以左右移动；当 U 型托置于助行器的两侧时，助行器为固定式，不可左右移动。

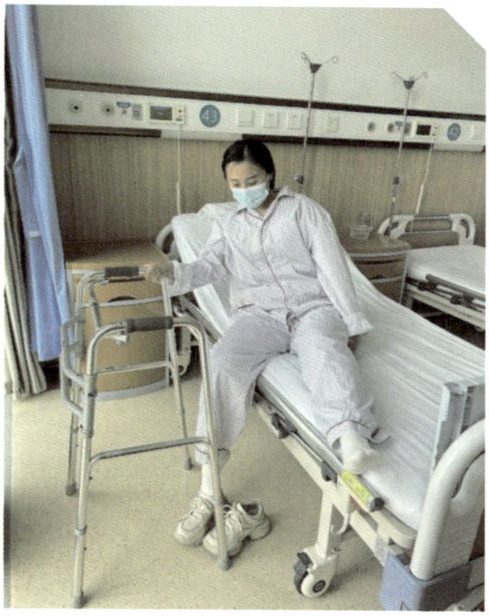

图 2-24　从坐位到立位时的体位转换

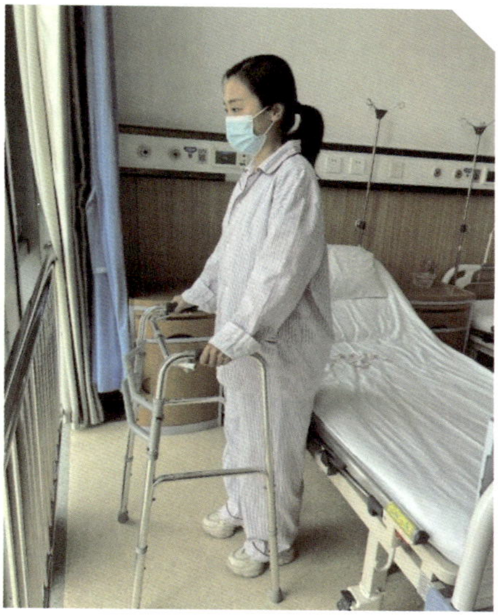

图 2-25　扶助行器站立

第三编

内分泌

反复骨折，当心骨质疏松

“骨质疏松”这个词组本身已经够形象了，通俗来讲就是原本坚硬的骨头，渐渐地变成了又酥又脆的朽木一般，骨头的质量和力量都被削弱，难以承受其本应承受的重力。我们的骨头外面是一层坚硬的壳，包裹着里面海绵状的骨组织（骨小梁），它的完整性、柔韧性是靠骨形成与骨吸收的动态平衡来维持的，从出生到成年，骨形成占优势；成年后，骨吸收与骨形成达到平衡；到了老年，骨形成减慢，而骨吸收加快，加上其他多种原因导致的骨代谢异常，从而骨吸收大于骨形成，致骨量减少、骨的微观结构退化后，骨骼就如同朽木一般易于折断。

就像我们房子内部钢筋、水泥这些框架结构变得稀疏了，结构变得不符合力学的要求了，对压力的承受能力变弱了，骨头就容易因为轻微活动或日常生活受力而出现骨折。所以骨质疏松症的老年人就要防止跌倒，走路要小心，因为骨质已经疏松了，一旦跌倒，它就可能会承受不住，从而导致骨折。

骨质疏松引起的骨折又称为脆性骨折，指轻微活动或日常生活受力即可发生的骨折，经常有骨质疏松的老人只因端盆水便导致脊柱压缩性骨折。相较于各种外伤等暴力因素导致的骨折，骨质疏松性骨折的发生更为常见。

怎样诊断骨质疏松症

临床用于诊断骨质疏松的通用指标是：骨密度下降及发生脆性骨折。

（1）骨密度现在通常用T值表示，即T值≥ –1.0为正常，–2.5＜T值＜ –1.0为骨量减少，T值≤ –2.5为骨质疏松。（2）脆性骨折是骨强度下降的最终体现，有过脆性骨折者在临床上可直接诊断骨质疏松症。一旦发生骨质疏松性骨折，生活质量下降，会出现各种并发症，因此要积极预防骨质疏松，防止骨质疏松性骨折的发生。

骨质疏松会危害生命吗

会的！

早期骨质疏松症可以无任何症状，部分患者有乏力、倦怠，劳累后出现疲惫感。研究发现，当骨量丢失达到12%时，就有可能会出现骨痛症状，以腰背部酸痛多见，部分患者可以出现周身游走性疼痛不适，随病情进展加重。虽然这种骨痛不会危及生命，但会从生理、心理和精神上严重影响骨质疏松症患者，长期的疼痛会对睡眠产生严重的影响，还会诱发抑郁症和焦虑症，影响骨质疏松患者的生存质量。

严重骨质疏松引起的椎体压缩性骨折可引起身高变矮、驼背等脊柱畸形，导致胸廓畸形，大大降低肺活量，甚至影响心肺功能。严重的腰椎压缩性骨折，也会牵连到腹部脏器，出现便秘、腹胀等。

骨质疏松导致的脆性骨折（指轻微活动或日常生活受力，即可发生的骨折）是骨质疏松症最大的危害。老年人一旦出现骨折，首先由于老年人身体机能的衰退，使骨折较难愈合；其次骨折后常伴随着长期卧床，会进一步加剧骨量流失，形成恶性循环，并且同时又会引起一系列其他问题，如下肢血栓形成、坠积性肺炎、褥疮、尿路感染、肌肉萎缩、衰弱等并发症，会严重影响生活质量和寿命，同时会给家庭带来巨大的医疗和康复成本；严重者可危及生命。调查显示：髋部骨折发生的 1 年内，约 20% 的人会死于各种并发症，约 50% 的人会因此致残。

骨质疏松能逆转吗，可以根治吗

准确来讲，原发性骨质疏松症不可逆转。作为人类衰老的自然生理进程，35 岁以后，钙质流失不可逆转，骨量随着年龄的增长而减少是人体的一种自然变化。由骨量自然丢失引起的骨质疏松，医学上称之为“原发性骨质疏松”。骨与其他组织一样，不断地进行着新陈代谢，由此旧骨不断破坏，新骨不断形成，也就是医学上所讲的“骨吸收”和“骨形成”。

人一生中，骨量在 20 岁之前快速增长，到 35 岁左右骨量达到峰值。随着年龄增长，35 岁以后，身体代谢不可避免地减慢，骨的形成渐渐小于骨的吸收，骨量减少；也就是人体开始消耗存下的骨量，类似于“花钱”。尤其是女性在绝经后的 5~10 年，雌激素大幅下降，对骨的保护作用下降，骨量的流失会大大增加。如果骨量丢失过快，在中老年阶段就容易患上骨质疏松症。

骨质疏松症分为原发性和继发性两大类。我们平常所说的是原发性骨质疏松症，指由骨量自然丢失引起的骨质疏松，它又分为绝经后骨质疏松症（I 型）、老年骨质疏松症（II 型）和特发性骨质疏松症（包括青少年型）三类。特发性骨质疏松症成因复杂，目前还未研究清楚。其疾病过程不可逆，病因无法去除，只能对症增加骨密度，不能完全治愈。所以，骨质疏松的预防胜于治疗。

另一类是继发性骨质疏松症，指由任何影响骨代谢的疾病和

（或）药物导致的骨质疏松。这类骨质疏松症有明确病因，原则上通过去除病因并同时进行对症治疗就可以治愈。许多疾病和不健康的生活方式都可以导致骨骼代谢异常，从而引起继发性骨质疏松症。而其中有许多疾病是可以治疗的，并可以通过改变不良的生活方式去除这些因素，使骨骼代谢回归正常。如果再应用一部分针对骨质疏松症的治疗药物，就可以治愈继发性骨质疏松症了。

所以，如果得了骨质疏松症，先不要着急应用各种药物，也不要认为这个病不致命、无所谓，积极完善检查、明确具体病因、针对病因治疗才是关键。

骨质疏松与骨软化病是一回事吗

中老年人莫名其妙地发生骨折，很多人以为是骨质疏松症，然而还有一种病也不少见，那就是骨软化症。这两者都可能引起骨折，骨质疏松是骨头太“硬”了，脆性增加而容易折断；骨软化症是骨头太“软”了，硬度不够而易被折断。这两种病都以女性患者居多，也存在误诊的可能，绝大部分骨质软化症可以在 6～8 个月内治愈，而骨质疏松症则很难治愈。

骨质软化症主要是骨骼的营养不足，不能有效地吸收一些矿物质来保持强壮，使得骨骼脆性减弱、硬度降低、强度不足。其发生的主要原因可能是缺乏维生素 D，导致钙吸收减少。骨质疏松症主要是由于遗传、年龄、营养不足等因素导致骨量降低、骨微结构破坏、脆性增加而容易骨折。二者的临床症状表现也不尽相同。

虽然两者都可能导致意外骨折，但骨质软化症主要以腰和臀部的骨痛和肌肉无力为主，并可能出现肋骨、骨盆、腿部的肌肉痉挛，还可伴有心律失常、口腔周围或手臂和腿部麻木。骨质疏松症则可以长时间没有症状，直到发生骨折才被发现，部位主要以胸、腰椎体压缩性骨折为主。骨质软化症患者以三四十岁女性居多，骨质疏松症患者则以老年人居多。

怎样防治骨质疏松症

骨质疏松症预防胜于治疗。预防首先要从改变生活方式开始：①合理膳食，补充钙元素，如牛奶、奶制品、虾皮、豆类、蛋类、海鱼等。②多晒太阳，补充维生素 D。③加强运动，每天运动 20 ~ 30 分钟，以轻微出汗为宜，锻炼时间要逐渐增加，不可锻炼过猛，太极拳、游泳、快走及力量训练等都是不错的运动。④避免吸烟、酗酒，不喝浓茶和咖啡，以及慎用影响骨代谢的药物等。⑤预防跌倒。⑥定期检查，及时发现，尽早治疗，避免病情进一步发展。

如果已经诊断为骨质疏松症，除了合理饮食和适量运动以外，还必须进行正规的抗骨质疏松药物治疗，主要包括钙剂、维生素 D 和调节骨代谢的药物：①每天额外补充 500 ~ 600mg 的钙剂，如葡萄糖酸钙、碳酸钙等。②维生素 D，尤其是活性维生素 D，临床上常用的是活性维生素 D_3，又叫骨化三醇，它能有效地促进钙从胃肠道吸收。③抑制破骨或是促进成骨的药物。在临床上，主要是以阿仑膦酸、唑来膦酸等为代表的双膦酸类药物及降钙素、雌激素调节剂等抑制破骨药物，以及甲状旁腺激素等成骨药物。这些药物在骨质疏松症治疗中起主要作用，需要严格依照医嘱，规律服药，定期复查。④传统中医药治疗：仙灵骨葆胶囊、骨松宝颗粒、强骨胶囊、骨疏康、金天格等。

皮质类固醇激素会引起骨质疏松吗

许多患有风湿系统疾病的人需要长期使用皮质类固醇激素进行治疗，这部分人需要重点关注骨密度的变化。

皮质类固醇激素可以影响骨代谢的两个过程，减少骨的合成，增加骨的吸收，从而引起骨质减少。皮质类固醇激素还会影响肠道对钙的吸收，加速钙从肾脏及肠道排出，也间接导致了骨质疏松的发生。此外，皮质类固醇激素还可直接作用在骨细胞，导致骨细胞凋亡，降低骨质量。因此，使用皮质类固醇激素的朋友在骨密度还未降低时就有可能发生骨折。

皮质类固醇激素对骨密度的影响与使用时间及使用剂量是正相关的，也就是说，使用时间越长、使用剂量越大，骨量的丢失也就越多。但需要注意的是，皮质类固醇激素没有安全剂量，即使是小剂量激素也会导致骨量的丢失。因此使用小剂量皮质类固醇激素的人也不可掉以轻心，需警惕骨质疏松的发生。

皮质类固醇激素导致的骨质疏松症的管理，重在预防与早期治疗，但由于早期常无临床表现，所以往往得不到人们的关注。因此，建议需要长期使用皮质类固醇激素的人应定期前往骨质疏松专科门诊随访，遵医嘱进行骨质疏松的筛查并使用药物进行预防。如果未能在早期定期随访，一旦出现了腰背部甚至全身骨骼的疼痛，且活动后有加重，或者出现身高变矮、驼背、脊柱畸形，甚至在轻创伤或非暴力情况下就发生了骨折，请务必前往医院进行骨密度的检查，因为其很有可能已经发生了骨质疏松症，需要在医生的指导下进行规范的诊治。

大老爷们也会骨质疏松吗

“大老爷们咋会骨质疏松？”经常有男性患者提出这样的疑问。虽然女性在骨质疏松的问题上确实比男性更为普遍，但这并不意味着男性就不会得骨质疏松。

男性骨质疏松的主要原因包括遗传因素、长期缺乏运动、不良的饮食习惯、过度饮酒、吸烟及使用一些特定的药物等。无论是男性还是女性，保持健康的生活方式，包括均衡的饮食、适量的运动和避免不良的生活习惯，都是预防骨质疏松的重要措施。

骨质疏松症是遗传因素和环境因素共同作用的复杂疾病，其危险因素分为不可控因素与可控因素，后者包括不健康生活方式、疾病和药物等。（1）不可控因素：种族（白种或黄种人）、高龄（> 70 岁）、既往脆性骨折史（特别是髋部、腕部和椎体）、父亲或母亲有髋部脆性骨折史。（2）可控因素：①不健康的生活方式，如吸烟、过量饮酒等。50 ~ 69 岁低体质量指数（BMI $< 20kg/m^2$）、体质量降低（较健康成年人或近期体质量减少 > 10%）、缺乏体力活动、肌少症等。②影响骨代谢的疾病，特别是性腺功能减退症、雄激素抵抗综合征等。③影响骨代谢的药物，包括抗雄激素药物（如非那雄胺）等。

目前有数据表明，我国 50 岁以上男性骨质疏松症的患病率为 6.46%。不仅如此，50 岁以上男性有 1/ 5 会发生骨质疏松性骨折，髋部骨折中有近 30% 发生于男性，且男性骨质疏松性骨折导致的后果更为严重，其致残率和致死率均明显高于女性。但是由于以往针对骨质疏松的关注更倾向于女性，所以很多男性骨质疏松被忽视了。

“女人更需要补钙”，这是真的吗

“女人是水做的”，这句话道出了女性的柔美与脆弱。而摄入充足的钙能让女性保持优美挺拔的身姿，不再“脆弱”。对于女性而言，一生都要关注补钙这个话题，尤其是以下五个关键时期需要格外注意摄入充足的钙元素。

青春期：女性在青春期，骨量储存大于骨质流失，骨骼持续生长和发育。如果这个时期营养供应充足，原来幼年时生长发育不佳的女孩还有机会“追赶生长”。所以，青春期摄入充足的钙，是保障女孩身高增长和提升骨质密度的重要措施。

怀孕期：孕妇摄取的钙质不仅要供给自身的生理需要，还要满足腹内快速发育的宝宝的需求。从孕早期的一个受精卵发育到足月的胎儿，需要很多的钙元素来满足孩子骨骼和牙齿（牙胚）的需要。孕妇膳食中若缺钙，不仅影响胎儿骨骼的钙化，还会引起孕妈妈血钙降低，导致小腿抽搐、骨质软化和骨质疏松等问题。

哺乳期：乳汁里含有供孩子成长所需的钙元素，在这个特殊时期，哺乳妈妈对钙的需求量增加，每天的摄入量应在 1000mg 以上。如果钙摄入不足，则需要动用自身骨骼的钙来满足宝宝的需求，将会导致母亲骨密度显著降低，出现牙齿松动、腰酸背痛、失眠、腿脚麻木等严重缺钙的症状。

更年期及老年期：有数据显示，更年期及老年女性骨质疏松的发病率明显高于男性，这是因为女性从围绝经期开始，雌激素水平就开始下降，使更年期骨质流失速度明显加快。距离绝经年龄的时间越久，年龄越大，患上骨质疏松症的危险也越大。所以，对于更年期及老年女性来说，补钙至关重要。

综上所述，补钙是贯穿女性一生的必修课。

“钙”如此重要，该买哪种呢

要问最常见的药是什么，钙片绝对名列前茅。补钙似乎已经融入了我们的日常生活，钙剂的种类繁多，摄入充足的钙对获得理想峰值骨量、缓解骨丢失、改善骨矿化和维护骨骼健康有益。中国居民膳食营养素参考摄入量建议：中国居民中青年推荐每日钙摄入量为 800mg（元素钙），50 岁以上中老年、妊娠中晚期及哺乳期人群推荐每日摄入量为 1000 ~ 1200mg；尽可能通过膳食摄入充足的钙，饮食中钙摄入不足时，可给予钙剂补充。每日钙摄入量包括膳食和钙补充剂中的元素钙总量，营养调查显示我国居民每日膳食约摄入元素钙 400mg，故每日尚需补充元素钙 500 ~ 600mg。

各种钙剂的优缺点如下。

1. 碳酸钙：是最常见的钙剂之一，含钙量高，价格相对低廉，因此在市场上比较常见。但碳酸钙需要在胃酸的作用下分解后才能被吸收，因此可能会引起胃肠道不适等副作用。

2. 磷酸钙：是一种相对较为温和的钙剂，对胃肠道刺激较小，同时含磷量较高，有助于促进骨骼生长和牙齿发育。但磷酸钙的含钙量相对较低，需要较大剂量才能达到所需的补钙效果。

3. 葡萄糖酸钙：是一种较为温和的钙剂，对胃肠道刺激较小，口感较好，适合儿童和老年人使用。但葡萄糖酸钙的含钙量相对较低，需要较大剂量才能达到所需的补钙效果。

4. 乳酸钙：是一种较为少见的钙剂，含钙量较高，但需要在胃酸的作用下分解后才能被吸收，因此可能会引起胃肠道不适等副作用。

总的来说，各种钙剂都有其优缺点，选择合适的钙剂需要根据个人的具体情况进行选择。同时，在使用钙剂时也需要注意适量使用，避免过量使用而导致副作用的发生。

长期缺钙的老年人会怎样

随着年龄的增长，老人身体的各种机能下降，钙流失也越来越严重，所以缺钙的问题已成为大多数老年人的困扰，而且缺钙会给老年人的健康带来很大危害，那么老年人缺钙会怎么样呢？

1. 缺钙加速老化

人进入老年以后，身体慢慢进入了负钙平衡，即钙的吸收减少、排泄加大，且中老年人由于饮食补钙不足，最终会导致血钙低下，低血钙会刺激甲状旁腺分泌甲状旁腺激素，出现骨骼溶解，以补充血钙的短缺。如果长期的低血钙持续刺激甲状旁腺分泌甲状旁腺激素，就会导致甲状旁腺功能亢进，无休止、无节制地溶解骨钙。这样一来，不仅使骨钙更加空虚，而且大量的钙不断涌入血液，造成血钙过高，大量的钙就会沉积在人体的软组织中，如肌肉、血管壁、骨骼周围等，最后造成肌肉钙化、血管钙化、肾结石、骨钙增生等。

2. 骨质疏松

随着年龄的增长，老年人的体力活动逐渐减少，吸收钙的能力也随之降低，如果膳食中钙供给不足即容易造成骨质疏松。轻度的骨质疏松没有明显的自觉症状，不易察觉，严重者则会出现腰背酸痛、身体活动受限、驼背，甚至发生自发性骨折。虽然大多数骨折不会导致死亡，但却有很高的致残性，特别是椎骨、髋骨和股骨颈骨折，将给老年人的生活造成很大影响。

3. 关节病

关节部位可因缺钙而致抗病能力下降，易患风湿及风湿性关节炎、关节积水。另外，缺钙还可继发骨质增生于颈椎、腰椎、膝关节、足跟等部位，导致老年人生活能力下降。

4. 缺钙会导致神经、肌肉异常兴奋

缺钙会使人失眠、脾气暴躁、易怒，有时会使肌肉抽搐、腿抽筋，及时补充钙，可使症状减轻。

5. 导致多种疾病

血液及细胞内钙含量增多，导致钙在血管壁和心肌、肾脏等软组织中沉积，引发动脉硬化、高血压、冠心病、结石、老年痴呆等老年性疾病及恶性肿瘤等疾病。

综上所述，老年人缺钙应高度重视，日常补钙不能忽视。

维生素D，你吃对了吗

日常生活中总会听到这样的说法：人老了，补点维生素D吧。那么维生素D究竟是什么，如何正确选择维生素D呢?

维生素D是一种脂溶性的开环固醇类物质，包括动物来源的维生素D_3和植物来源的维生素D_2。维生素D在体内经25–羟化酶的催化合成25–羟维生素D，是其在体内的主要贮存形式，反映体内维生素D的营养状态。25–羟维生素D经过1α位羟化成1.25（OH）2D，是体内维生素D的主要活性代谢物。维生素D及其代谢物的主要生理作用是促进钙和磷在肠道中吸收，并抑制甲状旁腺激素释放，维持血钙和血磷水平正常，进而保证骨骼健康和神经肌肉功能正常。近年来，有许多与维生素D结构相似且具有活性维生素D样作用的化学物质（活性维生素D类似物）被不断开发并应用于临床，如骨化三醇、阿法骨化醇等。

不同维生素 D 的临床应用不同。针对维生素 D 缺乏，主要通过补充维生素 D_2 或维生素 D_3 治疗（根据血清 25- 羟维生素 D 浓度调整药物剂量），活性维生素 D 及其类似物对维生素 D 缺乏无效。针对骨质疏松症患者，普通维生素 D 及活性维生素 D 均可使用。对于缺乏维生素 D 的骨质疏松症患者，可予普通维生素 D 以纠正维生素 D 的营养缺乏，同时给予活性维生素 D 以发挥其对骨质疏松症的治疗作用。活性维生素 D 及其类似物是经过羟基化的维生素 D，属于骨质疏松症的治疗药物，活性维生素 D 能够增加肠钙吸收、减少继发性甲状旁腺功能亢进、抑制骨吸收、轻度增加骨密度、降低跌倒风险、减少椎体或非椎体骨折的风险。需要注意的是，使用活性维生素 D 的人，不能根据血清 25- 羟维生素 D 浓度调整药物剂量。

无论使用普通维生素 D，还是活性维生素 D 制剂，或者两者联合使用，都建议定期监测血清钙及 24 小时尿钙浓度，根据其水平调整药物剂量，以避免药物过量所引发的高钙血症或高尿钙的发生，以保证治疗的安全性。

你会“晒太阳”吗

晒太阳确实可以帮助我们身体合成维生素 D，而皮肤中合成的维生素是人体中最重要的维生素 D 来源，所以会晒太阳对骨骼和身体健康非常重要。

人体维生素 D 主要来源于表皮中的 7- 脱氢胆固醇，在表皮经阳光中的紫外线（波长 290 ~ 315 nm）照射后转变为维生素 D_3 前体，经酶促作用转换为维生素 D_3。

但是晒太阳也有很多需要注意的地方，不正确的晒太阳方式可能会影响补充维生素 D 的效果，甚至导致皮肤损伤和其他健康问题。通常，春、夏和秋季 11：00~15：00 将面部和双上臂暴露于阳光 5~30 分钟，每周 3 次即可达到预防的目的。露出适量的皮肤来接受阳光照射，但要注意，照射时间不是越长越好，应避免长时间直接暴露在太阳下。另外，涂抹防晒霜会阻碍维生素 D 的合成，所以晒太阳的时候不建议涂抹防晒霜。

年龄大了，哪些部位容易发生骨折

1. 脊柱是骨质疏松性骨折中最为常见的部位，以胸腰椎多见，包括椎体压缩性骨折和椎体爆裂性骨折。椎体发生骨质疏松，容易在轻微外伤作用下产生压缩性骨折。有些严重骨质疏松患者，轻微外力（如咳嗽、弯腰等）就可能导致脊柱骨折。

2. 腕关节骨折（如克雷氏骨折）是比较常见的老年骨质疏松性骨折，通常发生于意外滑倒时手掌着地，可出现枪刺样畸形或银叉样畸形。腕关节骨折常常是骨质疏松性骨折的首次骨折，也是骨质疏松症的信号，但易受忽视。

3. 股骨颈骨折，也是非常严重的骨质疏松性骨折。骨质疏松可以导致股骨颈强度下降，摔倒时髋关节扭伤可以直接导致股骨颈骨折，此种骨折容易发生股骨头缺血性坏死。由髋部骨折导致的死亡率和致残率最高，近年来发病率呈显著上升趋势。

宝宝出牙晚是缺钙吗

一般来说，宝宝在 6 ~ 12 个月开始出牙是正常的。不过，每个宝宝的发育都不太一样，有些宝宝出牙会稍晚一些。宝宝的牙齿发育与遗传因素和营养状况都有关。如果父母出牙晚或者有不良的口腔习惯，可能会影响宝宝的牙齿发育。当然，宝宝出牙晚的原因有很多，比如，缺钙可能导致宝宝出牙晚。

钙是牙齿的重要组成成分，如果宝宝缺钙，可能会影响牙齿的正常发育。此外，宝宝出牙晚还可能与其他因素有关，例如营养状况、辅食添加不当、疾病等；缺乏维生素 D 和磷等营养物质也可能影响牙齿的发育。另外，如果辅食添加不当，导致牙龈缺乏有效的刺激，也会影响出牙时间。某些疾病，如佝偻病、甲状腺功能低下等也可能导致宝宝出牙晚。此外，早产儿或者出生时体重较轻的宝宝出牙也可能较晚。而一些疾病或者药物也可能对宝宝的牙齿发育产生影响，需带宝宝去看儿科医生或者牙医，同时检查一下宝宝是否存在其他健康问题。

另外，确保宝宝饮食均衡，多吃富含维生素 D 和钙的食物，例如牛奶、鱼、绿叶蔬菜等。同时，让宝宝多晒晒太阳也有助于合成维生素 D。

最后，家长应耐心等待宝宝的牙齿发育，不要过于焦虑。如果确定是缺钙或其他营养物质缺乏所致，可通过调整饮食、补充适当的营养素来改善。同时，也需要注意合理的辅食添加方法和口腔卫生习惯的培养，以促进宝宝的牙齿健康发育。

第四编

脊柱

脊柱的基本构造，你知道吗

人类幼年时共有33块椎骨（颈椎7块、胸椎12块、腰椎5块、骶椎5块、尾椎4块）。随着年龄增长，5块骶椎合成1块骶骨，4块尾椎合成1块尾骨。成人脊柱长约70cm，整个脊柱骨骼在生理状态下，从前面观呈一条直线，从侧面观则有4个曲度。这4个曲度是由发育和生理上的需要而形成的，被称为脊柱的生理曲度。自上而下依次为颈曲、胸曲、腰曲和骶曲；颈曲和腰曲凸向前方，胸曲和骶曲凸向后方；曲度虽然大小不同，但重力线应通过各段曲度交界处。在胎儿早期，整个脊柱只有1个后凸弧，到1.5岁时脊柱开始完成4个生理弧度的发育，胸曲和骶曲可以视为先天就存在的，而颈曲、腰曲则为后天形成的，所以这两段曲度又可称为继发性曲度。

脊柱的曲度，大体上都有一定的规律，在女性，腰椎前凸的程度较男性为大；常用右手的人，上段脊柱轻微向右侧突，下段脊柱则轻微向左侧突，左利手者则相反。维持正常脊柱曲度的因素非常复杂，主要为不同的躯干肌的作用。

1. 矢状面（即侧面观）：正常的脊柱中颈椎前凸，最前凸的是C4；胸段有20°~40° 的后凸，后凸的顶端是T8；腰段有30°~50° 的前凸，最前凸顶端是L3；胸腰段的交接区域T11—L1为垂直，无后凸和前凸。脊柱正常的情况下无旋转。在脊柱侧凸的患者中上述关系会发生改变。

2. 横轴面：正常的脊柱在横轴位上没有旋转，但是脊柱侧凸时脊柱旋转发生了明显的变化。在胸椎是由于伴随着肋骨相连，导致胸廓旋转，局部肋骨隆起，形成剃刀背，外观上畸形明显。在腰段的旋转通常不会出现这样的情况，这也就是为什么腰段旋转并不会引起明显的畸形。

3. 冠状面（后面观）：正常人的脊柱应该是一条“直线”，脊柱侧凸患者会出现向一侧的偏移或者弯曲。正常的脊柱在冠状面的头部应该处于骨盆环的中心，一般用枕骨－臀沟垂直线来评估脊柱在冠状面的偏移。侧凸对冠状面的偏移使得头部偏离骨盆的中心，导致躯干的偏移。侧凸的纠正除了要纠正侧凸本身，躯干的偏移和平衡也需要纠正。

什么是脊柱侧弯

脊柱侧弯也称“脊柱侧凸”，是指脊柱在冠状面上一个或多个节段偏离身体中线向侧方形成弯曲（图 4–1），多半还伴有脊柱的旋转和矢状面上后凸或前凸增加或减少，肋骨和骨盆的旋转倾斜畸形及椎旁的韧带肌肉的异常。这是一种以矢状位生理曲度改变、冠状位偏离中轴及椎体在横轴位上旋转为特点的脊柱三维形态畸形。

特发性脊柱侧弯是最常见的脊柱侧弯，其原因不明确，约占全部脊柱侧凸的 80%，其好发于青少年，尤其是女性，常在青春发育前期发病，在整个青春发育期快速进展，成年期则缓慢进展，有时甚至停止进展。

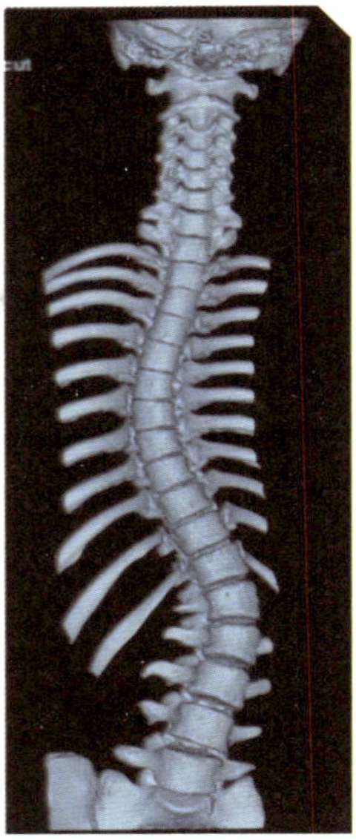

图 4–1　脊柱侧弯示意图

脊柱侧弯的诊断标准是什么

应用 Cobb 法测量站立位脊柱正位 X 线片的脊柱弯曲，角度大于 10° 即可确诊。脊柱侧弯主要分为非结构性脊柱侧弯和结构性脊柱侧弯。前者是指由某些原因引起的暂时性侧弯，一旦原因去除，即可恢复正常。非结构性侧弯或者功能性侧弯包括姿势不正、癔病性、神经根刺激等，如髓核突出或肿瘤刺激神经根引起的侧弯。还有双下肢不等长、髋关节挛缩及某些炎症引起的侧弯。病因治疗后，脊柱侧弯即能消除。后者则常为真正的脊柱侧弯，按病因学分类，通常分为特发性脊柱侧弯和其他类型脊柱侧弯。特发性脊柱侧弯中原因不明的脊柱侧弯最常见，占总数的 75% ~ 80%。

脊柱侧弯对身体、生活的影响大吗

脊柱侧弯严重影响青少年的身心健康，特别是 8 ~ 12 岁生长发育旺盛期间，侧弯畸形发展得更快，如果不进行治疗干预，则畸形程度加重、劳动能力下降，出现心肺并发症、腰背部疼痛甚至截瘫，还会导致社会心理问题。

1. 身体外观畸形。青少年正处于骨骼发育的快速时期，当出现脊椎侧弯后，脊柱弯曲生长，影响身高的发育，身体会出现以下临床表现：两肩不等高；两侧肩胛骨不等高；脊柱偏离中线；一侧腰部皱褶皮纹；前弯时，一侧背部隆起，形成“剃刀背”。

2. 心肺功能受损。严重的脊柱侧弯继发胸廓畸形，导致患者心肺受到严重压迫，从而出现心肺生长发育受限和功能不全，具体表现为呼吸困难和全身性缺血缺氧。

3. 脊髓和神经受损。脊柱侧弯严重者会出现慢性腰背痛、腿痛。当神经根和脊髓严重受累时，会出现行走困难甚至截瘫。

4. 影响孩子的心理健康。脊柱侧弯使孩子的身体外观发生畸形，对于女孩来说，胸廓发育不良可使双侧乳房不对称，这些都会使青少年因脊柱侧弯而羞于见人，产生自卑心理。

儿童和青少年为什么会脊柱侧弯

脊柱侧弯已成为继肥胖、近视之后危害我国儿童及青少年健康的第三大疾病。儿童、青少年脊柱侧弯以特发性脊柱侧弯最为常见，占到 80% 以上，其患病率为 2% ~ 4%，总体患病率为 1.02%，女性与男性的比例为 1.54∶1。中小学生脊柱弯曲异常检出率为 2. 8%。我国儿童、青少年的脊柱弯曲多是姿势性的弯曲异常。脊柱弯曲异常不仅严重影响儿童、青少年的身体健康，还会对患儿的心理健康和发展造成影响。

儿童、青少年处于快速生长发育阶段，脊柱弯曲异常严重影响身心健康，如果不及时发现并及早进行诊疗干预，弯曲程度将进一步加重，降低其学习、生活及日常行为的能力。

儿童、青少年脊柱侧弯病因缺乏明确、统一的共识，目前研究认为其发生可能与遗传、神经、激素、骨骼、肌肉及姿势习惯等相关。但早期生活环境和行为是重要原因。不良坐姿会导致脊柱两侧肌肉受力不均衡，容易形成脊柱侧弯；久坐 ≥ 2 小时会加剧脊柱两侧肌肉失衡，娱乐屏幕时间和作业时间过长是导致青少年姿态异常的重要因素，并随年龄增长而增长；白天户外活动时间越长，脊柱弯曲异常发生率越低。针对脊柱侧弯发生发展的主要原因，制订有针对性的防控措施，提高父母对子女体育活动的关注度，将有助于减少身体姿态异常行为的发生，对有效开展脊柱弯曲异常防控具有重要的指导意义。

怎么判断是否患上脊柱侧弯

科学、规范的筛查流程和技术手段是开展儿童、青少年脊柱弯曲异常预防、控制工作的重要前提。脊柱弯曲异常筛查的目的是早发现、早诊断、早干预，Cobb 角 $\geqslant 10°$ 是诊断的金标准，而前屈试验是目前公认的首选检查方法。

通过筛查，进一步将人群分为正常、姿态不良、脊柱侧弯或脊柱前后弯曲异常，便于对人群进行分类管理和干预。

1. 观察。脊柱侧弯者可能有以下症状：①双肩高低不平，穿衣时领口不平。②脊柱偏离中线。③肩胛骨最下端不等高。④身体前屈时，两侧肩胛骨不等高。⑤一侧胸部或腰部出现皱褶皮纹。⑥一侧髋部比另一侧高，两侧下肢不等长。⑦双手自然下垂时，双手不平行。⑧从侧面看，有弯腰驼背症状。若出现上述症状，极有可能存在脊柱侧凸，请及时就诊筛查。

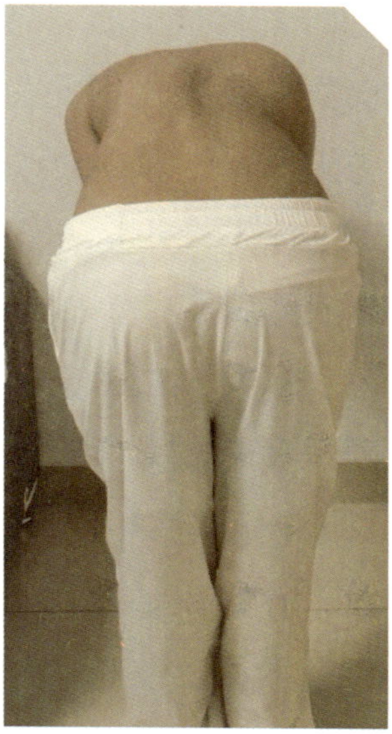
图 4-2　前屈实验

2. 前屈试验。在光线明亮处，面向裸露脊背的孩子，使其膝盖伸直、双脚并拢立正（脱鞋后），双臂伸直合掌，缓慢向前弯腰至 90° 左右，双手合掌逐渐置于双膝间，以免孩子躯干和肩假性偏移。家长目光平行随孩子弯腰，从颈椎一直观察到腰部，注意脊柱两侧是否高低不平，有否单侧肋骨隆凸或单侧肌肉挛缩。背部任何部位出现不对称均可能为脊柱侧弯。（图 4–2）

3. 脊柱运动试验。如果通过观察孩子脊柱形态后，怀疑存在脊柱侧弯，但前屈试验没有异常，就让孩子缓慢地做脊柱前屈、背伸、左侧弯、右侧弯和左右扭转运动各两次，然后，取立正姿势后再次检查孩子脊柱是否仍有侧弯，如有，则应怀疑孩子有脊柱侧弯。

预防脊柱侧弯，家长要注意哪些方面

目前，儿童、青少年由于运动时间少、学习任务繁重、电子产品使用频繁、长期伏案低头，容易引起各种不良姿势的发生，如颈椎前倾、圆肩、含背、哈腰、骨盆前倾等。不良的姿态可造成椎体、椎间盘及周围肌肉负荷的增加，进而引起颈项肌、胸背部及腰部肌肉的劳损，以及加速脊柱退变性疾病的发生。因此，开展常见不良姿势产生的原因、危害及预防措施的科普宣教，对改善儿童、青少年不良姿态具有重要意义。

首先，儿童、青少年应积极关注自身脊柱健康情况，及时报告颈肩腰背不适，做到早发现、早诊断、早矫治。

其次，培养健康生活习惯，减少久坐，加强体育锻炼，尤其是可增强肌肉力量、骨骼健康的抗阻运动。建议：6 ~ 17 岁儿童青少年每天进行至少累计 60 分钟的中高强度身体活动，要求呼吸比平时急促、心率比平时快，包括每周至少 3 天的高强度身体活动和增强肌肉力量、骨骼健康的抗阻活动。国家卫生健康委员会发布的《儿童青少年新冠肺炎疫情期间近视预防指引（更新版）》，对学生线上学习时间做出明确限制：小学生每天不超过 2.5 小时，每次不超过 20 分钟；中学生每天不超过 4 小时，每次不超过 30 分钟。同时，观看视频、写作业时，读写姿势要保持“一尺、一拳、一寸”，以保持正确的坐姿。

家庭和学校应当根据《中小学生书包卫生要求》，为学生选择合适的书包，避免书包双肩重量不等；学校应定期调整桌椅高度和课桌位置，共同帮助学生在学习过程中合理承重、保持适宜坐姿；学校和家庭均需要为儿童提供营养均衡、有益于骨骼健康的膳食，促进其脊柱健康发育。同时，学校应增加开展学生脊柱弯曲异常防控等相关健康教育课程、活动和知识讲座，提升师生相关健康素养，提高学生的自我护脊意识。

脊柱侧弯的治疗方法有哪些

脊柱侧弯（AIS）的治疗方法分为保守治疗和手术治疗两种，其中保守治疗包括运动治疗和支具治疗，针对患者不同的病情，选择最合适的治疗方法。

当 Cobb 角 $< 10°$ 时，只需要定期观察，不需要特殊处理。

当 $10° \leqslant$ Cobb 角 $< 20°$ 时，建议选择运动治疗干预。

当 $20° \leqslant$ Cobb 角 $< 45°$ 时，建议选择支具联合运动治疗。

当 Cobb 角 $\geqslant 45°$ 时，建议考虑手术治疗。

运动疗法：特发脊柱侧弯的运动治疗是由专业的治疗人员根据不同患者的病情设定的个性化锻炼方案，旨在恢复正常的运动功能、减少疼痛和畸形的产生。

支具疗法：支具治疗适用于骨骼发育不成熟且侧弯角度在

20°～45°的患者。它会利用支具产生的机械外力将脊柱恢复正常的形态，同时也可以通过本体感觉的输入来诱导脊柱向正常的方向生长。通过支具治疗不仅可以纠正椎体旋转、恢复脊柱形态，也可以降低手术后的患病率、减轻社会负担和对医疗资源的浪费。支具治疗能显著降低高危曲度向手术治疗的转诊率，佩戴支具的时间越长，治疗效果越明显；通常建议佩戴时间达到23个小时，只是在洗澡、运动锻炼时脱掉。

【适应证】

支具治疗仅对骨骼生长尚未停止的患者有效。对于生长潜能不足，如骨骺闭合或来月经已超过1年的人，支具通常已无明显效果，所以对发育未成熟的人特别是骨骺未闭合和月经未开始者，如初诊时Cobb角已达30°，支具治疗应立刻开始。对于Cobb角20°～30°者，如果证明每年有5°的进展，也应进行支具治疗。如初诊Cobb角＜20°，可随访观察。对于初诊时外观畸形已经非常严重又有高度进展危险者，支具治疗效果很差，可以考虑手术。需要注意的是伴胸椎明显前凸者，支具虽可控制侧凸进展，但有可能加重胸椎前凸，使胸腔前后径进一步加大。另外，生长发育情况应根据骨龄、Risser征、椎体环状骨骺、月经史、第二性征等进行综合评价，有时在年龄、Risser征与月经史之间可能出现时间上的不相符。

【注意事项】

1. 若Cobb角＜10°，仅2.1%侧弯会发展；即使首诊Cobb角为20°～30°，也仅20%侧弯有发展，所以这类人群应先观察至少半年，再摄片检查，如有进展再开始支具治疗。

2. 支具治疗无效者，则不宜长期戴，多见于已发育成熟的男孩（17岁以上）和已来月经两年以上的15岁以上女孩；另外如果在支具治疗过程中，侧弯继续迅速发展，每年超过5°以上，已证明支具无效，应手术治疗。

3. 要定期评价疗效，在支具治疗期间，应至少半年摄片检查，由骨科医师进行比较并决定是否继续支具治疗，还是改换手术治疗。另外在进行准备照片复查的当天早晨开始，应不戴支具，下午拍片才能反映脊柱凸真实度数。

手术治疗：AIS 的手术治疗主要适用于侧弯角度在 45° 及以上的人群，治疗目的是从根本上纠正脊柱畸形，减少 AIS 并发症，预防侧弯角度的恶化。椎弓根螺钉固定术提供了更稳定的椎体固定，具有更高的安全性，是目前 AIS 矫正最常用的手术方式。当然，由 AIS 手术治疗所产生的腰背部僵硬、疼痛、活动能力受限同样会给患者的生活质量带来不利影响。在手术前、后联合使用物理因子治疗和运动治疗，不仅可以减少围术期的不良反应，还可以让脊柱自身的稳定性更强、手术的治疗效果更加持久。（图 4–3）

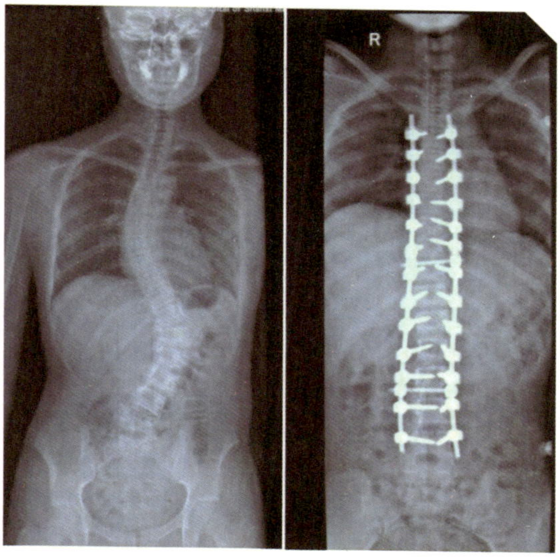

图 4–3 脊柱侧弯及术后 X 线

先天性脊柱侧凸是什么

本病是由椎体发育异常所致，多见于椎体形成障碍和分节不良，前者所致半椎体畸形是导致先天性脊柱侧弯的主要原因。其病因复杂，可能与遗传及环境因素相关。

病因：胚胎发育过程中，一侧椎体软骨化或骨化障碍，或椎体间分节障碍，导致半椎体畸形或椎体融合畸形，从而产生侧弯。先天性脊柱畸形病因较复杂，到目前为止尚不确定。易感基因及多基因的缺陷，母孕期接触一氧化碳及胎盘缺氧、糖尿病、服用抗癫痫药物、持续高热状态等，均可通过不同的环节诱导或者促进椎体病变的发生和进展。

特点：与特发性脊柱侧弯相比，先天性脊柱侧弯的保守治疗价值较小。蝴蝶椎、未分节的半椎体及少数上下多发半椎体正好位于两侧而具有相互代偿性者，可以在严密观察的前提下进行较长期的保守治疗。支具是唯一可能有效的保守治疗方法。对于少数先天性侧凸的弯曲较长且柔韧性好的患者，可以采用支具治疗。但是多数先天性侧凸的弯曲较短且僵硬，加之在骨骼发育成熟之前需要较长的时间，所以支具常常仅作为一个临时的处理方法。

治疗：先天性侧弯的治疗有两种选择，①对静态的畸形进行临床观察。②对持续加重的侧弯进行手术治疗。

半椎体畸形尤其是完全分节半椎体导致的脊柱侧弯保守治疗效果较差，早期诊断和手术治疗可避免严重的继发畸形，减少融合固定节段，保留更多的脊柱活动度，提高患儿生活质量。

先天性脊柱畸形的手术治疗应在早期进行（10 岁以前）。手术的目的是改善躯干外观，阻止畸形进展，同时维持脊柱平衡，并最大限度地发挥脊柱生长潜力。明确诊断后，应该早期手术，不应放任侧弯发展加重、脊柱僵硬、脊柱旋转严重压迫心肺功能发育，错失手术良机。

脊柱侧弯手术的最佳年龄是多大

原则上患者年龄越小、柔韧性越大，矫正效果也越好。半椎体的最佳手术年龄是 3 ~ 5 岁。小孩一般 3 岁以后就可以进行手术治疗，如侧凸度数较小（10° ~ 20°），可以等到 5 ~ 6 岁时再手术，如果 3 岁时侧凸已经超过 40° 就可以立即手术。青少年特发性侧凸的最佳手术年龄是 13 ~ 16 岁，这个年龄段骨骼接近成熟并且还比较柔软，是矫正效果最好的年龄段。

腰椎不好是否需要睡硬板床

腰椎不好睡硬板床是一个错误的观念，睡硬板床使腰部得不到有效支撑，腰部悬空，腰肌得不到很好的休息；通过合适的床垫，可给人体提供 5 个部位的支撑，包括头部、肩部、腰部、臀部及腿部，支撑比例分别为头部 10%、肩部 30%、腰部 10%、臀部 35%、腿部 15%，所以从医学的角度讲，选择软硬适中、稍微偏硬的床垫对腰椎不好的人群能够提供有效的腰部支撑，很好地维持腰椎生理曲度。

久坐会导致腰椎间盘突出吗

久坐会导致或加重腰椎间盘突出。在坐立位的时候，腰椎间盘的受力会增加，且受力最大，而此时椎间盘的营养供应会下降，从而加速椎间盘的退变和突出，生活中我们应该怎么预防呢？首先在坐位的时候，要经常变换体位，减少坐位时间。而较矮的小板凳或沙发会使腰椎受力增大，要尽量避免久坐。其次，尽量不要做前倾弯腰的动作，尤其是弯腰前倾时用力会使腰椎受力增大，增加椎间盘突出的风险。

腰椎间盘突出症能治愈吗

从影像学方面讲，腰椎核磁及 CT 上突出的椎间盘是没有办法通过药物或者针灸、按摩等治疗方法使其消失的；从症状方面来说，轻中度的椎间盘突出带来的症状通常可以通过各种保守治疗方法来缓解，并且避免弯腰、久坐、扭腰、搬提重物、劳累过度等能够维持住治疗效果。但重度的椎间盘突出，还是需要通过微创、开放等手术干预，彻底地解决神经压迫的问题。（图 4–4）

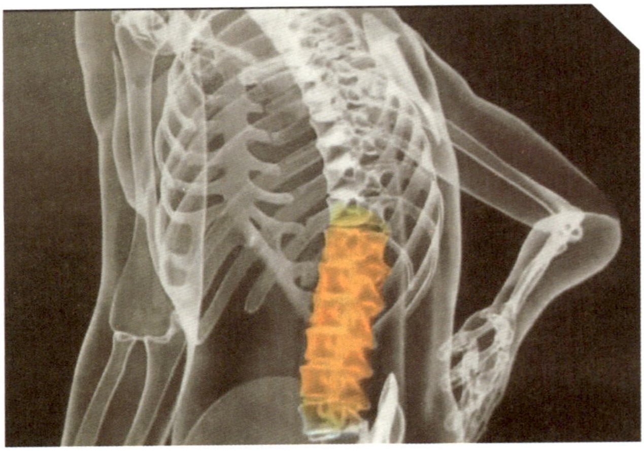

图 4–4　腰椎间盘突出体态

慢性腰扭伤怎么办

经常有人在弯腰抬重物时突然闪到腰，腰部疼痛的救治重点在于保持舒适的姿势休息及冷敷。腰扭伤是起因于弯腰取重物时，腰部肌肉突然的拉扯所致。腰扭伤时首先要保持舒适的姿势，安静休息。此时可弓腰伏在床上，但不可躺在太过松软的床垫上。应避免仰躺、双脚伸直这种姿势。这样不但会增加疼痛，更可能使脚部麻痹。冷敷可减缓疼痛，同时配合针灸调理就可以改善症状。如果腰痛经常发生，就要警惕是否有腰椎间盘突出症了。可以做个腰椎间盘 CT 或者磁共振检查以明确诊断。理疗热敷可促进局部的血液循环，加快拉伤肌肉韧带的修复，减轻疼痛和防止出现不适的症状。治疗期间要避免过多地进行弯腰动作，尽量平卧休息。

什么时候腰椎间盘突出需要手术治疗

大部分腰椎间盘突出是可以通过保守治疗来达到症状缓解的。是否需要手术主要考虑神经症状及腰椎间盘突出的严重程度。轻中度的腰椎间盘突出，对神经的压迫比较轻，首选保守治疗。而脱出或游离型的腰椎间盘突出，手术是一个更加常用的治疗方案。

第一次发作或发作时间短，选择保守治疗；如果发病时间较长或反复发作，则需要考虑手术；对于保守治疗效果不好，在保守治疗时症状缓解不满意或缓解得比较慢的，一年内发作多次的人，则需要手术治疗。按照正规的保守治疗方法，如改变生活习惯、用药、针灸、理疗、牵引等治疗 6 ~ 12 周后，症状没有明显缓解；症状严重影响日常生活，走路 10 分钟左右就会疼痛或影响睡眠；压迫神经产生马尾综合征，导致双下肢麻木，影响大小便功能，导致大小便失禁或男性性功能障碍时，应进行手术治疗。

腰椎间盘突出症为什么会反复发作

腰椎间盘突出症的反复发作有许多原因：①腰椎间盘突出症经过治疗后，虽然症状基本消失，但许多患者髓核并未完全还纳回去，只是压迫神经根的程度有所缓解，或者是和神经根的粘连解除而已。这是腰椎间盘突出症复发的原因之一。②腰椎间盘突出症患者病情虽已稳定或痊愈，但在短时间内，一旦劳累或扭伤腰部，可使髓核再次突出，导致疾病复发。③在寒冷、潮湿季节未注意保暖，风寒湿邪侵袭人体的患病部位，加之劳累容易诱发本病的复发。④术后的患者虽然该节段髓核已摘除，但手术后该节段上、下的脊椎稳定性欠佳，故在手术节段上、下两节段的椎间盘易脱出，从而导致腰椎间盘突出症的复发。

腰椎间盘膨出怎么办

腰椎间盘膨出的多数患者仅需保守治疗。腰椎间盘病变时，向后侧移位到达腰椎管，压迫神经而产生神经症状。根据腰椎间盘向后突出的程度，突出较大的定义为腰椎间盘突出；突出较小的，对神经压迫轻微、症状较轻的，称为腰椎间盘膨出。（图 4–5）其常见治疗方法如下：①休息。腰椎间盘膨出刺激神经产生腰疼、腰活动受限、下肢串疼、串麻等症状，可采取卧床休息，减少腰部活动，使神经根受刺激减轻，炎症消退。②牵引。通过纵向牵拉腰椎，可使突出的椎间盘有缓慢回纳的趋势，减轻其对神经的压迫。③物理治疗。局部理疗可促进神经根炎症减退。④手法治疗。包括推拿、按摩等。⑤药物治疗。局部外用的消炎止痛药物，比如氟比洛芬凝胶贴膏、伏他林膏(双氯芬酸二乙胺乳胶剂)，口服消炎的扶他林(对乙酰氨基酚)、布洛芬、洛索洛芬钠，以及口服营养神经的甲钴胺。

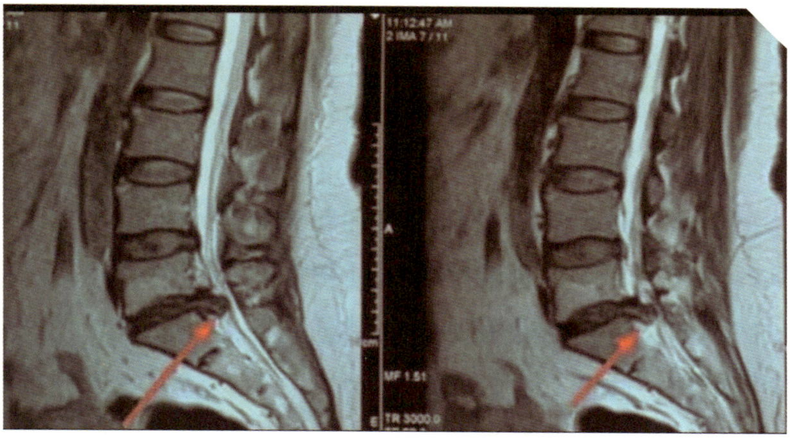

图 4-5 腰 5- 骶 1 椎间盘突出

腰肌劳损急性发作该怎么办

腰肌劳损是常见的腰部疾病，表现为慢性的下腰背部疼痛。可由不同原因引起，如：①职业因素，搬运工。②不良的生活姿势，长期的久坐。③急性腰扭伤引起的腰肌劳损。

腰肌劳损急性发作应在急性期进行镇痛治疗，让腰部肌肉放松，使腰肌局部炎症得到控制。腰肌劳损急性发作时可以口服止痛药，如洛芬待因片等，局部可以贴云南白药膏、氟比洛芬巴布膏止痛，必要时可以局部封闭治疗，也可以配合局部理疗等治疗。平时还是要以休息为主，尽量减少腰部活动，避免疲劳熬夜。

如何判断是腰椎间盘突出还是腰肌劳损

腰椎间盘突出和腰肌劳损都是日常比较常见的腰部疾病，虽然两者都会有腰部疼痛，但二者仍有不同的地方。首先，腰肌劳损往往表现出腰背部或腰骶区的疼痛，多不伴有下肢的疼痛、麻木、无力等坐骨神经受刺激样症状。腰椎间盘突出由于纤维环撕裂、髓核突出压迫神经根或者马尾神经，往往在腰疼的同时伴有下肢的放射性疼痛、麻木、无力等症状。其次，腰肌劳损会出现腰背部的局部压痛和肌肉紧张，不会伴有下肢的感觉、肌力、反射异常，直腿抬高试验阴性。腰椎间盘突出除了有腰背部阳性的表现外，还会有下肢的感觉、肌力、反射异常，直腿抬高试验呈阳性。此外，在 X 线片或核磁共振中，腰肌劳损是阴性的表现，腰椎间盘突出在影像学上反映出椎间盘退行性变，椎间隙高度的丢失及突出的间盘压迫神经。（图 4–6）

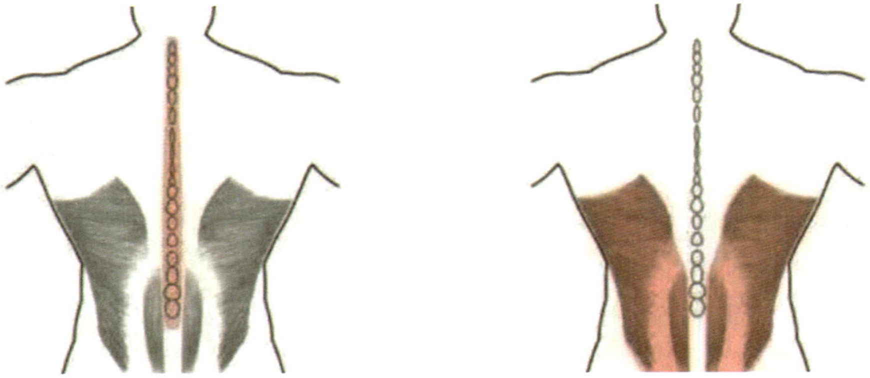

腰椎间盘突出　　腰肌劳损

图 4–6　腰椎间盘突出和腰肌劳损稿图

腰椎间盘突出有哪些危害

腰椎间盘突出是一种常见的疾病，主要有这几方面的表现：①腰部疼痛。椎间盘损伤后，其部分组织（如髓核）不断压迫窦椎神经，导致腰部疼痛。同时因为患者自发回避疼痛部位，维持减轻腰痛的体位，所以对患者日常活动也会造成影响。②神经损害。症状严重的患者还会出现神经损害的表现，髓核组织破裂进入椎管会压迫椎管神经，造成强烈的疼痛感，持续的腰椎间盘突出症可能会造成脊髓的压迫，引起马尾综合征，导致大小便失禁等症状。③肌肉萎缩。若腰椎间盘突出症长期不治疗，突出的椎间盘组织就会残留在椎管中，不断压迫神经根，造成其支配的肌肉缺血缺氧、缺乏营养，产生无力症状，从而引起肌肉萎缩，严重者还会出现肌肉瘫痪的症状。

腰椎滑脱是怎么回事

腰椎滑脱是指腰椎椎体之间的连接不稳定，导致腰椎出现滑动脱位的现象。正常情况下，腰椎通过椎间盘、韧带、小关节及其周围结构连接在一起。但因为某种原因，如外伤、劳损及某些生理因素等，腰椎之间的结构失去稳定性，就会发生滑脱现象。

滑脱的症状也是因人而异的。一般来说，最常见的症状是腰痛，特别是在活动或弯腰后，疼痛可能向臀部、大腿、小腿甚至足部放射，严重的时候可能伴有下肢的麻木、无力等。

预防腰椎滑脱的关键是保持良好的坐姿和站姿，平时可以适当锻炼腰部和腹部肌肉力量，增强腰椎的稳定性。此外，避免过度劳累，避免弯腰提重物，也是减少滑脱风险的方法。

腰椎滑脱的治疗方法与病情的轻重有关。一般来说，非手术治疗包括加强腰背肌锻炼、物理治疗、针灸、膏药等，目的是缓解疼痛症状。对于比较严重的滑脱，可能需要手术干预以恢复椎体间的稳定性。

腰痛都是椎间盘有问题吗

并不是所有的腰痛都是由于椎间盘问题引起的，但是椎间盘确实是腰痛的常见原因之一。椎间盘是连接脊柱的软性盘状结构，具有缓冲和稳定脊柱的作用。当椎间盘损伤或退变时，就有可能引起腰痛。

腰痛的原因还有很多，如腰肌劳损、脊柱畸形、骨质疏松症、骨关节炎等。此外，腰痛还可能是内脏器官的问题，如肾脏结石、盆腔炎症等。因此，在确定腰痛原因时，医生会综合考虑患者的症状、体格检查和相应的检查结果来综合判断。

判断腰痛是否与椎间盘有关，通常需要进行全面的临床评估和相关检查。医生会询问病史、症状的发生时间和特点，进行体格检查，并可能会进行影像学检查，如 X 线、CT 或 MRI 等。

该如何保护我们的腰

造成腰痛的原因有很多，如腰椎间盘突出、腰肌劳损、腰椎关节的错位、外力作用等等，排除病理性原因，平时的护腰行为显得尤为重要。

弯腰搬东西时手尽量靠近腿部，要选择蹲姿，避免搬重物；不久坐，保持正确坐姿，不翘二郎腿，腰后加垫枕，尽量避免开长途车，每半小时到一小时起身活动一下；保证标准的体重，减轻腰椎的压力；注意腰部的保暖，选择软硬适中的床，枕头不要太高；不要做剧烈运动，如打羽毛球、打篮球、摇呼啦圈等，可以游泳、适当慢跑或散步及其他腰部肌肉锻炼。

这些护腰行为您学会了吗？如果疼痛长时间不好转，需及时去正规医院就诊。

无法躺平是怎么回事

无法躺平这个问题可能是由于肌肉紧张或其他身体问题引起的，但需要进一步了解后才能确定原因。

首先，长时间保持同一个姿势会导致肌肉紧张和僵硬。这种情况下，可能会感觉到一种拉扯感，无法完全躺平。其次，无法躺平还可能是由于脊柱问题引起的。所谓脊柱问题指的是脊椎骨或椎间盘出现了异常。比如，当有脊柱后凸畸形的时候，就没有办法完全躺平。后凸畸形通常是由于脊椎的不正常生长或发育引起的。在青少年时期，如果脊椎的生长不均匀或不对称，就可能导致脊柱后凸。这种情况可能由于遗传因素、姿势不正确或者其他脊柱问题引起。

关于处理和预防方面，可以尝试一些伸展和放松肌肉的方法，如瑜伽、伸展运动或按摩。这些方法有助于减轻肌肉紧张和改善躺平的感觉。对于有后凸畸形的患者，早期的发现和治疗是非常重要的。针对轻度脊柱后凸，可以通过物理治疗、锻炼和姿势训练来改善。对于严重的情况，可能需要手术矫正脊柱畸形。此外，患者还可以通过佩戴脊柱矫正器来帮助脊柱保持正确的姿势。保持良好的姿势和定期进行脊柱健康检查是非常重要的，可以帮助预防脊柱后凸畸形的发生。

打喷嚏会胸椎骨折吗

一般情况下，对于正常人来说（包括儿童、成年人及老年人），打喷嚏不会导致胸、腰椎骨折，但对于重度骨质疏松性骨折的老年人则极有可能发生。

疼痛、脊柱变形和发生脆性骨折是骨质疏松症最常见的临床表现。但许多骨质疏松症患者早期常无明显的自觉症状。疼痛主要是患者有腰背疼痛或全身酸痛，负重时疼痛加重，严重时翻身、坐起及行走时即感疼痛。脊柱变形主要是骨质疏松严重者可能有身高缩短和驼背的情况，椎体压缩性骨折时会导致胸廓畸形、腹部受压而影响心肺功能。发生脆性骨折是轻度外伤和日常生活时发生的骨折，常见部位包括胸腰椎、髋部、尺桡骨远端和肱骨近端。发生过一次脆性骨折后，再次发生骨折的可能性增大。

胸椎骨折一定要手术吗

根据胸、腰椎损伤分类及损伤程度评分系统（TLICS），有四个参考点：

骨折形态：压缩型 1 分，爆裂型 2 分，减力及旋转型 3 分，牵张型 4 分。

神经损伤：无损伤 0 分，神经根损伤 2 分，脊髓或圆锥完全性损伤 2 分，脊髓或圆锥不完全性损伤 3 分，马尾神经损伤 3 分。

后方韧带复合体：无损伤 0 分，不确定 2 分，断裂 3 分。

治疗选择（总分）：如果≤ 3 分则非手术治疗，如果 4 分则非手术或手术治疗，如果≥ 5 分则手术治疗。

胸椎管狭窄只能手术吗

首先，胸椎管狭窄症是由胸椎椎管内韧带肥厚骨化、椎间盘硬性突出、椎体后缘骨赘、椎管发育性狭窄等病理改变中的一种或多种因素作用导致胸椎管容积减小，胸脊髓和（或）神经根受到压迫而产生的一组临床症候群。这种压迫往往是随着年龄增长而发生的，常见于中老年人。

主要临床症状：①一侧或双侧下肢沉、僵、无力、行走不稳。②一侧或双侧下肢广泛性麻木和（或）疼痛。③间歇性跛行。④大小便功能障碍或性功能障碍。⑤胸腹部束带感。⑥沿肋间神经分布的胸壁或腹壁放射性疼痛。

由于胸椎管狭窄症状主要表现为胸腰部以下区域（臀腹部及下肢）的麻木、无力症状，腰部及以下的疼痛症状反而较轻，因此初期容易被忽略，所以到医院就诊时往往已经比较晚，而且胸椎神经代偿能力很差，绝大多数临床研究显示保守治疗对其无效，手术是唯一有效的治疗手段。

胸椎手术后多久可以正常工作

胸椎手术可分为开放性的减压植骨融合手术和微创手术。

常见的开放性减压植骨融合胸椎手术包括胸椎间盘突出髓核摘除术、胸椎管狭窄症减压术。常见的因黄韧带肥厚钙化致椎管狭窄而行减压融合手术者，因有胸廓保护，多需休息 4 周，之后可在护具保护下行走活动。而对于特殊病因所行的手术，如胸椎结核、肿瘤的病灶清切除术，一般需要 3 个月的卧床休息，使病灶得到充分的修复，有利于病椎上下椎体的骨性融合，3 个月后逐渐下地进行功能锻炼及康复治疗。总结起来，一般半年左右基本可以恢复正常生活。

但胸椎微创手术包括椎间孔镜进行间盘切除，术后 4 周以卧床休息为主，一般 3 个月后可正常工作。

儿童胸椎结核必须手术吗

儿童在生长发育期，修复能力强，病灶较小，如行手术，易于超病灶清除，影响以后发育，故一般采用非手术切除。

幼儿胸椎结核，适于非手术治疗，卧石膏床，并结合抗结核药物化疗，多能治愈。

儿童胸椎结核，虽然非手术治疗多能治愈，但也存在问题，即可能遗留驼背畸形，因此严格要求卧石膏床。脊柱结核虽可愈合，但多未能自发骨性融合，因椎体提供骨骼生长的骺板并未都破坏，易出现椎间不融合。因此，在治愈之后，如病灶椎前部上下椎间无骨性接触，其驼背仍可增加，严格卧床可减轻驼背发生。

什么是胸椎小关节紊乱

胸椎关节因其结构特点而致活动范围较小，如果遭受创伤与慢性劳损，损害了脊柱的正常力学平衡，会增加胸椎受力不均的概率，使小关节的位置发生改变，出现相应症状，胸椎小关节紊乱综合征便形成了。由于小关节紊乱的类型不一样，所以又有胸椎小关节错缝、胸椎小关节滑膜嵌顿、筋出槽、椎体微小位移等别名。

常见的症状主要是疼痛，即胸部的阵发性或持续性灼痛与刺痛，尤其在转头与翻身时最为明显；或表现为背部的灼痛、刺痛与酸痛，同样为阵发性或持续性，在睡后起床时、深呼吸或做涉及上肢、躯干的大范围活动时更为明显；或伴有上肢与肋间局部的放射痛、肩周及上肢的麻木与酸胀无力、后背部的僵硬及受压感；或出现胸闷、气短、自觉胸部似乎被绑住，时常通过叹息来缓解不适。

还有功能障碍，主要表现为活动受限，尤其是急性发作者，面容痛苦，头颈前仰，转动困难，常固定于前倾位。

治疗主要为中西医并重，急性期建议卧床休息，睡硬板床，加强保暖，避免受凉，镇痛，口服肌松药物，同时予以理疗，如推拿、针灸、拔罐等治疗。

大学生体检为什么要拍胸片

胸片的作用是反映心、肺及胸部骨性结构的情况。第一个作用是排除心肺器质性病变。第二个作用是排除一些炎症性疾病，如胸椎结核、肺结核。有数据报告显示每年每万人中就有 6 个人患结核病，所以体检拍胸片是发现胸椎结核、肺结核最有效的方式。

肺结核能跑到胸椎吗

脊柱结核是一种继发病变，约 90% 继发于肺结核。此外，邻近脏器的病灶也可以直接扩散到脊柱。研究表明，脊柱结核也可通过淋巴或静脉传播。全身骨与关节结核中，脊柱结核与椎体结核可同时存在，椎体结核中以腰椎最多见，胸椎次之，再次为胸腰段脊椎、腰骶段脊椎、颈椎。

为什么颈椎会“变直、反曲”

很多人在长时间伏案工作、低头学习或玩手机后会出现脖子酸困、僵硬甚至颈肩疼痛等诸多不适症状，去医院就诊后在骨科医生的建议下做了颈椎 X 线的检查，然后被告知“颈椎生理曲度变直 / 颈椎反曲”等异常结果，从而产生恐慌、疑虑心理，特别是在被医生告知“问题不大”“暂时不需要特殊治疗”“注意休息”等看上去没有“有效治疗方法”的情况下，会特别焦虑。其实这种心理是大可不必的，在了解什么是颈椎生理曲度，以及为什么会出现变直、反曲的异常变化后，相信大家就不会再产生上述的负面情绪，并能正确对待这种异常现象。

颈椎生理曲度变直、反曲，主要是由颈椎后方肌肉的力量不足引起的。刚出生的婴儿实际上没有颈椎的生理性前凸，在 4 个月左右孩子开始抬头，随着抬头动作的加强，脖子后方的肌肉力量增强，颈椎逐渐出现了向前的前凸，这就叫颈椎的生理前凸。（图 4–7）

同样的，如果我们脖子后方肌肉的力量减弱，就会导致颈椎生理曲度变直（图 4–8），甚至反曲。这是因为我们脖子后方肌肉力量减弱，但是前方肌肉还是保持一定的力量，再加上日常经常性的低头，就会导致颈椎前方的压力逐渐变大，在后方肌肉没有足够力量对抗的情况下，颈椎逐渐地被拉直，甚至反向凸向前方。所以颈椎反曲的根本原因在于脖子后方肌肉在日常生活工作中长时间低头、伏案后，出现劳损、力量减弱。因此一定要多加注意日常用颈习惯，从而避免颈椎生理曲度的变化，以及颈椎、脖子不适症状的出现。

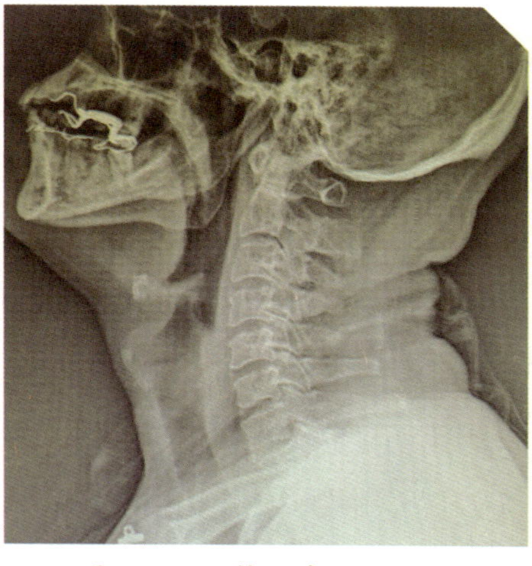

图 4–7　颈椎正常生理曲度

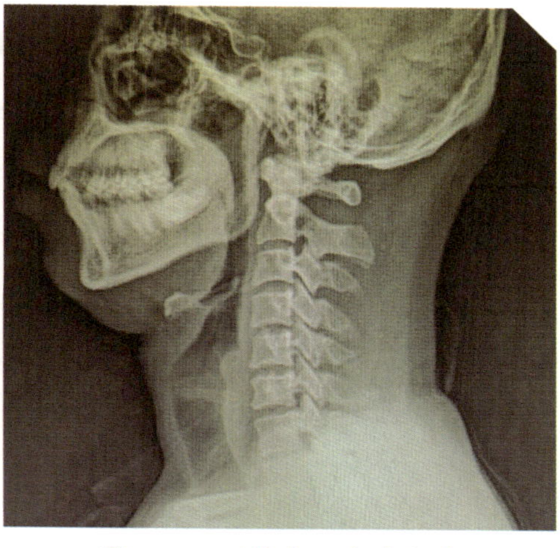

图 4–8　颈椎生理曲度变直

低头玩手机对颈椎的压力到底有多大

现在青少年，因为长时间玩手机造成颈椎反曲、颈部肌肉劳损的比例是非常大的，那么低头玩手机对脖子的影响到底有多大呢？举一个大概的数字例子，如果人们在玩手机的时候，低头不到 40° 的话，那么颈部后方的肌肉所承受的拉力大概在 20kg 以下；如果低头超过了 45°，那么这个拉力就要达到 22.5kg 以上。

再举个具体些的例子，比如说用手平举着一个 20kg 的哑铃，你能坚持多久？要知道很多健身达人也坚持不到 1 分钟；但是我们低头看手机的时候，就相当于颈部的肌肉一直保持着 20kg 的拉力。玩手机时间飞快，一两个小时都感觉不到疲惫，颈部的肌肉承受这么长时间的牵拉，长此以往，必然会劳损，发生充血、无菌性炎症，久而久之甚至会纤维化，失去原有的弹性拉力，造成不可逆的改变。

睡觉时脖子总觉得不舒服是怎么回事

与枕头过低或过高、长期不良的睡觉姿势及颈椎病等因素有关。建议查明病因，进行有针对性的治疗。高度合适的枕头可以减轻颈椎的负担，枕头应该选择两端高、中间低、透气性好，高度以头颈部压下后一拳头高为宜。平卧时将枕头置于颈部，颈部不能悬空，使头保持略后仰，这样可以恢复和维持颈椎的正常曲度。

抽烟、喝酒对颈椎病有影响吗

颈椎病患者不宜抽烟、喝酒。烟草中的烟碱、尼古丁等物质容易刺激血管，引起血管痉挛、收缩，使颈椎部位暂时性缺血，导致颈椎病症状加重。饮酒会影响血压稳定，导致血压波动过大，影响颈部血液供应，诱发或加重颈椎病。（图 4–9）

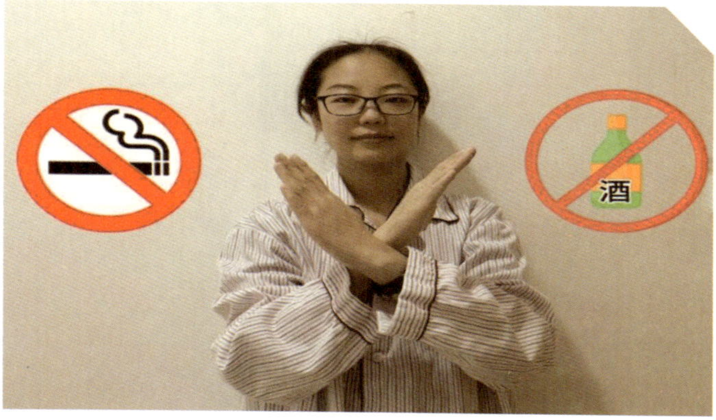

图 4–9　禁烟酒

平常吃什么对颈椎好呢

合理的饮食可以缓解颈椎病的症状，建议多吃蔬菜、水果及富含钙和维生素 D 的食物，增加蛋白质的摄入，如牛奶、酸奶、瘦肉、豆制品、虾皮等。不宜吃生冷和辛辣刺激性食物。（图 4–10）

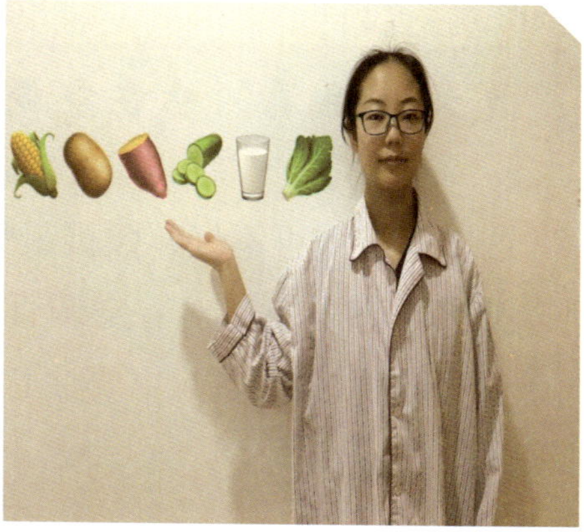

图 4–10　合理饮食

平时爱看手机，低头时间长了就觉得脖子又僵又硬，活动起来还“嘎嘎”响，是不是得了颈椎病

使用电脑和手机时要避免长时间低头或保持一个姿势不变，这样会给我们的颈椎带来很大的压力，建议每30分钟休息5分钟，抬头看看远处，活动一下颈部，做做颈椎操，这样可以避免颈椎病的发生。（图4–11）

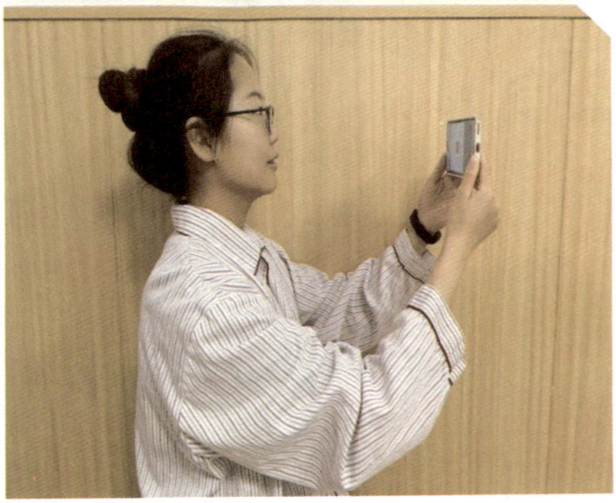

图4–11　正确看手机方法

夏天太热了，站在空调底下吹吹冷风是不是很惬意

这样的习惯可不好，颈椎最怕受凉了，容易导致颈椎病的发作，所以夏天再热也不能对着空调直接吹，室内空调温度也不能调得太低，以26℃为宜。冬天更要注意颈部的保暖，出门可以围围巾或戴脖套。

平时的生活和工作中还有什么方法可以保护我们的颈椎

平时我们在生活、工作或学习时要保持正确的坐姿和站姿（图 4–12、图 4–13），颈部保持平直，微微地前倾，不要扭转、倾斜。适当运动可以增强颈部肌肉力量，预防颈椎病的发生，建议选择散步、游泳等低强度运动，避免剧烈运动，并保持心情愉快，避免过度疲劳和紧张。

如果出现颈部、上肢疼痛、麻木症状加重或持续不缓解时应该及时就医，接受规范的诊疗。

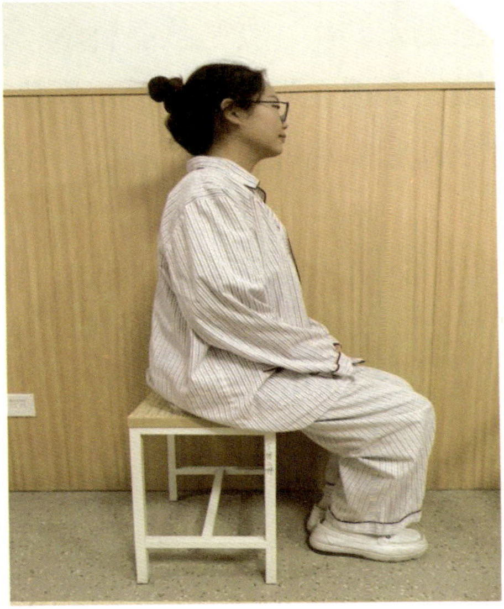

图 4–12　正确坐姿

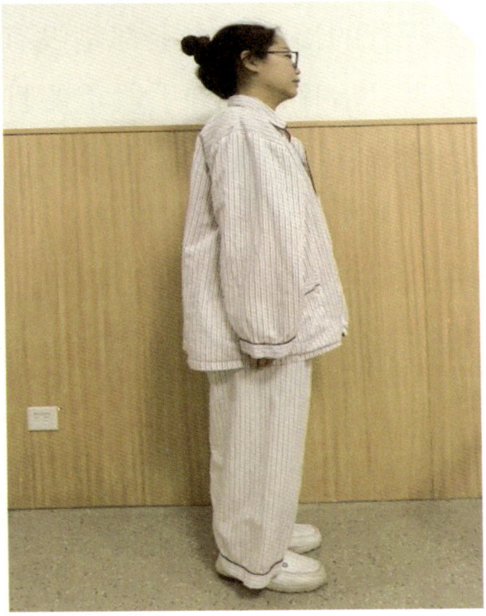

图 4–13　正确站姿

不手术能治颈椎病吗

很多人得了颈椎病之后，都非常害怕住院手术，但并不是所有确诊患病的人都需要外科手术治疗。颈椎病患者真正需要外科处理的比例不到5%，只有确诊颈椎病，并出现神经受压症状，病痛不适已经影响到日常生活的患者朋友，我们才会建议其进行手术治疗。除此之外的其他类型、其他程度的颈椎病患者，我们一般都建议先进行保守治疗。

如何进行保守治疗呢？方式有很多，但是一定要切记以下三点：首先，我们自身姿态的改变，就是一种保守治疗的方法，如果一边接受治疗，一边还不注重生活习惯，长时间低头玩手机、用电脑，那么所有的治疗基本上都是没有效果的。其次，就是接受科学、正规的康复治疗，这种手段重要且有效，如现在常见的牵引、热敷理疗、推拿、超短波冲击等治疗，对颈部肌肉都有很好的放松、康复作用。再次，要加强对颈部肌肉的锻炼，不一定是竞技体育强度的锻炼，重在加强肌肉静态张力、增强核心力量。保守治疗对大部分颈椎病患者都是安全且有效的。

颈椎病引起的头痛该怎么处理

首先要知道，颈椎病是可以引起头痛的，头痛不全都是头部的问题；相反，头痛也不一定都是颈椎病。（图4–14）在这之前，就需要先排除其他疾病引起的头痛，明确病因。在确定是颈椎病引起的头痛之后，再进行针对性的治疗，切忌“头痛医头，脚痛医脚”。

颈椎病引起头痛，要先搞清楚它的原理。最主要就是得了颈椎病后，我们颈部后方的肌肉（竖脊肌、斜方肌、大直肌、小直肌）会发生劳损，这些肌肉之间走行的两条神经（枕大神经、枕小神经）容易受到劳损肌肉的刺激。（图 4-15）这两条神经分布在枕部后方，从而引起后脑勺处的疼痛，再久之后疼痛会逐渐扩散到整个头顶，甚至额头。

治疗的方法也很简单，只要缓解肌肉的劳损、无菌性炎症，就能减轻颈椎病引起的疼痛。具体如热敷、局部推拿、按摩理疗，以放松肌肉、改善其血液流通。肌肉得到放松，神经受到的刺激随之减轻，再加之颈椎曲度的恢复、头部血供的改善，就能缓解颈椎病引起的头部疼痛症状。

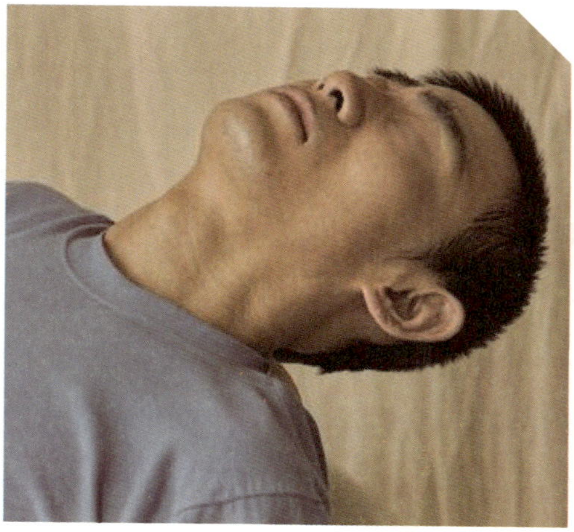

图 4-14　头痛的病因不全在头

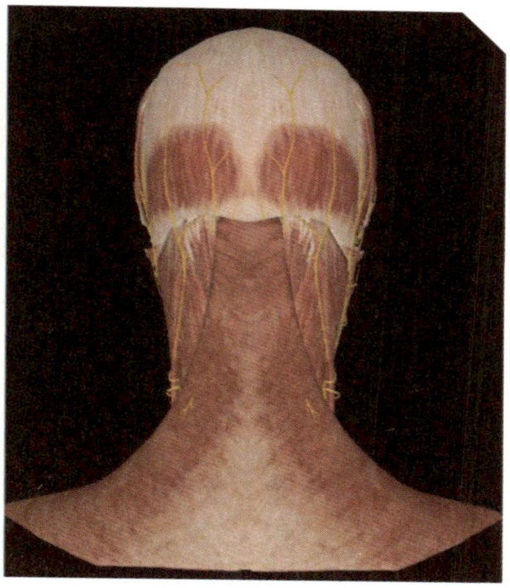

图 4-15　颈部肌肉神经分布

颈椎病引起的手麻怎么治疗

治疗前要明确手麻症状是不是颈椎病引起的，因为除了颈椎病之外，还有如臂丛神经损伤、肩周炎、肘关节和腕关节的退变等都有可能引起手麻等一系列症状。

在确定手部麻木的区域、表现与颈部神经受压的部位完全一致，并且排除其他病因之后，才可以确定是不是颈椎病引起的。大部分颈椎病引起的手麻，都是神经根型颈椎病，一般采取保守治疗方法。如局部热敷、轻度牵引、局部肌肉力量的锻炼，大部分情况下可以有效缓解手麻症状。

如果麻木一直存在，并且对日常生活、工作等造成很大的困扰，如麻木令手无所适从、影响睡眠，就需要考虑一些手术治疗，如微创神经减压、射频治疗，或者开放外科手术等等，需要前往医院向医生寻求正确的治疗方案。

脖子一活动就“咔咔”响是为什么

脖子一动就发出“咔咔”的响声，尤其在早上或者长时间低头等情况下多见。发生这种现象，一般情况下是提示我们颈部的肌肉、韧带有一定的硬化和纤维化，连接颈椎椎体之间的小关节有骨质的增生和毛糙退变。（图 4–16）硬化的韧带划过毛糙、增生的小关节，就会发生我们听到的类似“咔咔”声的弹响。这种现象一般不是特别严重的疾病，并不需要过度担心，但也不代表我们的身体没有问题。

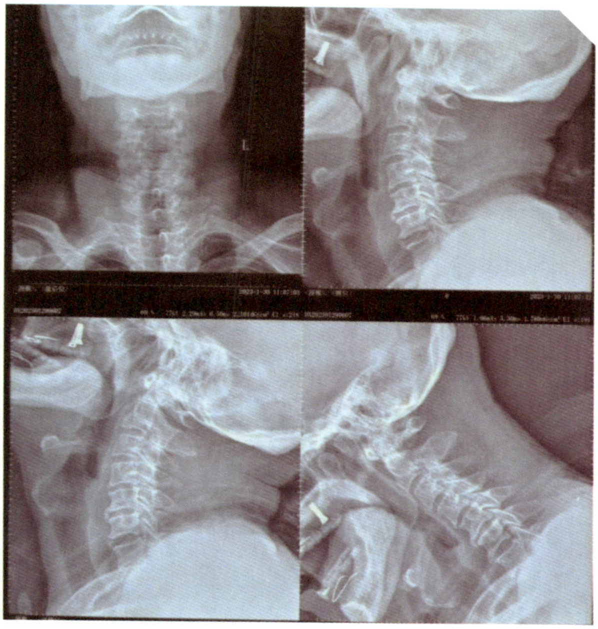

图 4-16　颈椎退行性变患者的 X 线片

脊髓型颈椎病千万不能这样做

脊髓型颈椎患者一定要避免进行推拿理疗，严重者会出现高位截瘫，这个现象是非常可怕的。有很多患者在患有颈椎病后，因为内心逃避住院、拒绝手术的心理，自行前往诊所、推拿店，想让颈部肌肉得到简单的放松，让自己更舒服一些。但是这些关于颈椎疾病的保守治疗有一个特殊情况，即本身是脊髓受压的脊髓型颈椎病，在剧烈的颈部搬动、活动的过程中，会加重脊髓受压，甚至出现脊髓急性缺血，导致高位截瘫，全国各地每年都有这样的例子发生。

大家一定要知道颈椎病分为很多类型，颈型颈椎病、颈椎曲度反弓可以行颈部肌肉的按摩，部分神经根型颈椎病患者也可以做颈部肌肉的放松理疗，但如果确诊是脊髓型颈椎病，切记一定不能去做按摩、推拿等高强度外力刺激治疗。

颈椎病到什么程度需要手术

现在颈椎病的患者数量非常多，很多人到医院一查就是颈椎病。其实颈椎病的跨度很大，诊断范围很广泛，大家确诊后一定不要恐慌和盲目治疗。

简单的脖子后面疼痛、颈椎曲度变直即可确诊为颈椎病，这种我们称之为“颈型颈椎病”，属于颈椎病的最早期阶段。这种情况下，在接受正规、足够疗程的保守治疗后，大多数患者可以获得满意的效果。

那么什么情况下颈椎病需要手术治疗呢？有两点大家要记住。第一是颈椎的压迫导致的神经根型颈椎病，上肢的肌肉会出现萎缩，手的力量也会减弱，夜间影响睡眠，已经影响到正常的工作、学习，并且保守治疗效果不满意或者无效的情况下，就需要外科手术的及时干预了。还有一种颈椎病是一定要接受手术的，即脊髓型颈椎病。这类型颈椎病就是脊髓神经在颈椎节段受到了压迫（图 4–17），一般会导致走路时出现下肢无力、不稳等问题，这个时候是一定要进行手术治疗的。

这两种类型的颈椎病在整个颈椎病中的发病率是很低的，所以一定要了解自己所患的颈椎病是什么类型、处于一个什么状态，然后再决定该采取什么样的治疗方式对自身是最安全、最有效的。

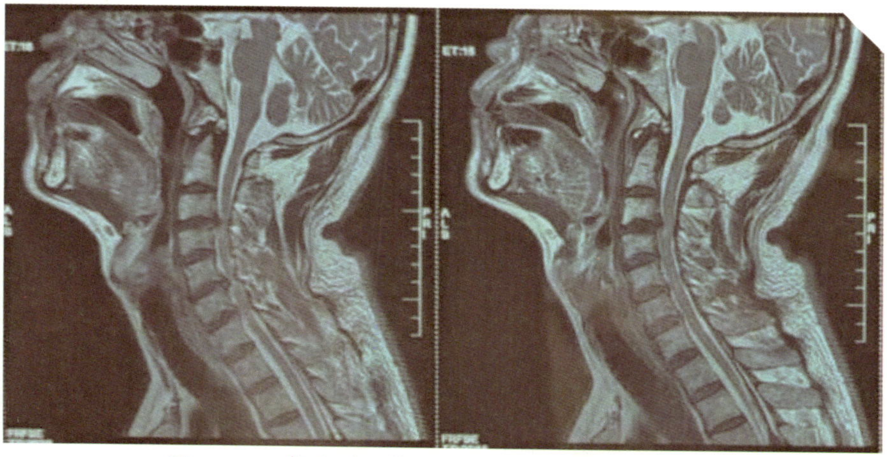

图 4-17 脊髓型颈椎病，神经受压而缺血、变性

“富贵包”是颈椎病吗

“富贵包”是由于颈椎生理曲度的丢失，或者颈椎反曲，在脖子与肩膀水平交界处的后方形成一个以脂肪为主的包块。在过去，老百姓们都认为“富贵包”是一种富态、家财万贯的象征，因为背着“富贵包”的人一般体形都比较富态，而贫苦人家连饭都吃不饱，身上更不会有“富贵包”，就像糖尿病在过去也被叫作“富贵病”一样。随着人们的生活条件越来越好，和前人相比也确实是富贵了，但这其实也带来了不少问题。

“富贵包”是颈椎出现反曲的一个提示，其本身并不是颈椎病，仅仅是颈椎曲度变化所导致的生理现象。“富贵包”的大小程度也并不代表我们的颈椎是不是受压迫，其只是颈椎疾病的一部分表现，本身是颈椎曲度变化引起的局部脂肪堆积，并不会直接导致颈椎病。那么怎样消除它呢？“富贵包”本身就是自身的脂肪堆积而成，只要我们恢复颈椎的曲度，做适当的减脂、减肥，是可以消除“富贵包”的。

需要注意的是，很多朋友在自己脖子后方摸到一处硬硬的突起，就以为是得了“富贵包”，但这是因为我们第 7 节颈椎的棘突在整个颈胸段棘突中最长、最突出，实际上绝大部分朋友摸到的“包块”是颈椎棘突，并不是“富贵包”，还需要多加注意，避免引起不必要的恐慌。(图 4–18)

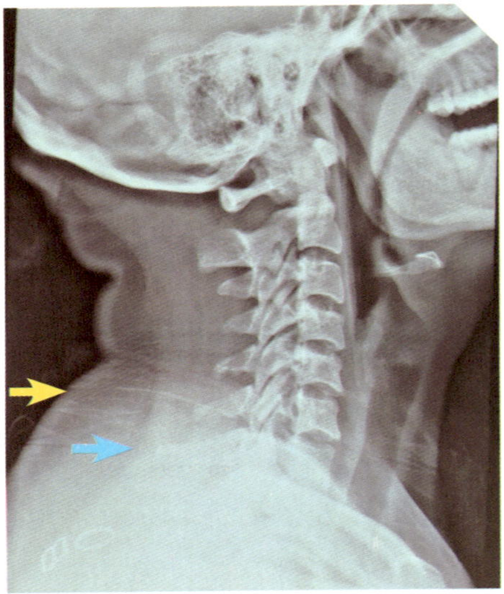

图 4–18　颈椎 X 线片（黄色箭头为“富贵包”，蓝色箭头为颈 7 椎体棘突）

颈椎病吃“甲钴胺”有用吗

甲钴胺是治疗颈椎病时常用的一种药物，它的效果也是比较确切的。甲钴胺是一种很好的神经功能保护剂，它对神经的外膜可以起到加强的作用，所以在疾病早期出现疼痛、麻木等一些神经受压刺激症状时，吃甲钴胺可以使这些症状很快得到缓解。但是甲钴胺的药效是很有限的，一般在服用一个月左右时就可以停止服用了，如果继续使用甲钴胺，此时它对神经功能的保护作用就不像一开始那么明显，后期的药效会表现得比较平缓，并且会慢慢失去作用，所以甲钴胺的使用时间不宜过长。如果长时间服用，还会对我们的胃部造成一些不良反应。所以甲钴胺只在疾病早期或者症状比较严重时，在医生的专业指导下进行使用。

骨刺是骨头长刺了吗

骨刺并不是真正的刺，而是骨头上的一种骨质增生。它通常是由于长期的骨头摩擦或受伤引起的。骨刺可能会导致局部的疼痛和不舒服，特别是其出现在关节附近的时候。它也有可能限制关节的活动度，影响日常生活和工作。

一般来说，保持适当的运动，避免长时间站立或坐着，以及正确的姿势都是有帮助的。此外，物理治疗、按摩和热敷也可以缓解症状。

但是，当疼痛严重影响生活质量时，建议及时就医。医生可能会建议适当使用药物治疗或配合其他措施予以干预。

一定要记住，平时要重视自己的骨骼健康，预防胜于治疗。

骨科拍的这些片子，你都能分得清吗

骨科医生在看病的时候拍的这些片子，是指 X 线片、CT 片及 MRI 片之类的。

骨科医生通常会通过这些片子来观察骨骼和关节的情况，以帮助诊断疾病和制订治疗方案。X 线片主要用于观察骨骼结构，如骨折、关节脱位等。CT 片可以提供更详细的骨骼结构和软组织的图像，对于复杂的骨折、肿瘤等病变有更好的显示。MRI片则更适用于软组织和关节韧带疾病的诊断，对于关节炎、软组织损伤等疾病有较好的显示效果。

观察这些片子时需要留意骨骼的形态、密度、关节间隙、软组织的情况等，结合病史和临床表现进行分析，以做出准确的诊断。骨科医生需要通过这些片子来判断疾病情况，制订治疗方案，因此，对不同的影像片有清晰的认识是非常重要的。

对于骨科影像诊断，我们都应该有一定的了解，以便更好地了解自己的健康情况。

老年人能通过跳绳锻炼身体吗

长期跳绳对改善人体心肺功能和增强骨质有益，是一项非常合适的运动，但对于老年人来说，需要结合老年人自身情况而定。大多数老年人有多种器官生理退行性变，如膝关节退行性变、颈及腰椎退行性变、骨质疏松症和多种内脏器官疾患（如心、肺、脑部），如以上情况比较严重，确实不能经常进行跳绳锻炼，容易诱发冠心病、心肌梗死。膝关节退行性变严重，还有可能引起骨质疏松性骨折，严重危及日常生活。